Knaur

Birgit Frohn

Wirksame Hilfe bei Hautinfektionen

- Vorbeugen, lindern, heilen
- Pilze, Warzen, Herpes, Aphthen – so werden Sie lästige Beschwerden los

www.knaur-ratgeber.de

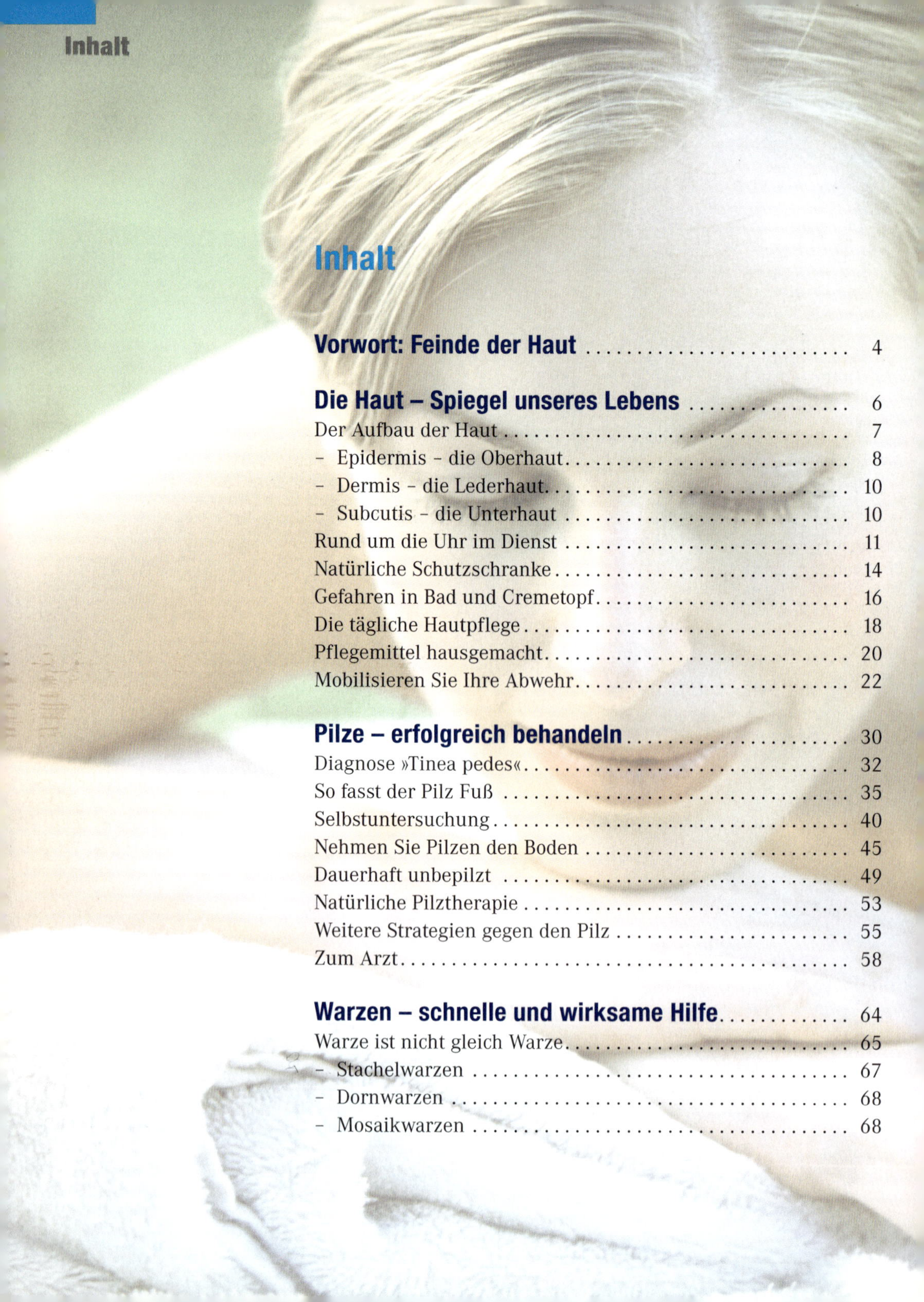

Inhalt

Vorwort: Feinde der Haut

Wie gut sich unsere Haut gegen Viren, Bakterien oder Pilze schützen kann, hängt sehr davon ab, wie wir mit ihr umgehen – sprich, welchen Belastungen sie ausgesetzt ist. Viele davon lassen sich eingrenzen, womit Sie die Vorbeugung und Behandlung von Hautinfektionen aktiv unterstützen können. Deshalb sollen Sie hier gleich zu Beginn die schlimmsten Feinde der Haut kurz kennen lernen.

Allen voran ist da eine falsche und übertriebene Pflege zu nennen: Sie greift den Säureschutzmantel der Haut an und setzt seine Schlagkraft gegen Pilze & Co. herab. Auch bei einem insgesamt geschwächten Immunsystem hat unsere Haut wesentlich geringere Chancen, Krankheitserregern Paroli zu bieten.

Ein enormes Risiko birgt darüber hinaus, was uns die Sonne auf die Haut schickt. Die Schattenseiten der Sonne hat die Dermatologie erst in den letzten Jahren in ihrer vollen Tragweite erkannt. Heute ist erwiesen, dass besonders die Hautalterung zu einem Großteil auf Konto der ultravioletten Strahlen geht. Während wir uns genüsslich in der Sonne aalen, treten diese im Körper eine Lawine freier Radikale los, die sich explosionsartig vermehren und in allen Hautschichten verteilen. Die Hautzellen werden oxidiert, die Hautfunktionen empfindlich gestört und das Bindegewebe geschädigt. Die Haut verliert ihre Elastizität, und es kommt zur vorzeitigen Faltenbildung. Doch die »Photoschäden« durch UV-Strahlung lassen auch das Risiko für Hautkrankheiten markant in die Höhe schnellen. Sowohl für Infektionen wie auch – schlimmer noch – für Hautkrebs. Im Solarium gehen Sie übrigens keineswegs auf Nummer sicher. Die Bräune aus der Röhre ist mitnichten risikoärmer: Dabei widerfährt unserer Haut exakt das Gleiche wie unter freiem Himmel.

Was die Haut weiterhin anfälliger gegen Krankheitserreger und damit auch gegen Infektionen macht, ist Nikotin. Im Rauch löst sich nicht nur die Schönheit, sondern auch die Gesundheit der Haut auf. Denn das schleichende Gift Nikotin setzt die Versor-

gung mit Sauerstoff und wichtigen Nährstoffen herab. Das beeinträchtigt die Fähigkeit der Hautzellen, Schäden zu reparieren und auszugleichen. Wer sich schöne und gesunde Haut erhalten will, entsagt also besser heute als morgen dem blauen Dunst. Zugegebenermaßen ist dieser Vorsatz, wie viele von uns aus eigener Erfahrung wissen, nicht so einfach in die Tat umzusetzen; ebenso wie das Vorhaben, zukünftig besser zu vermeiden, was uns alle immer mehr in Atem hält: Stress, Zeichen unserer Zeit und eine weitere Gefahr für die Haut. Deren Gesundheit leidet ebenfalls unter der Hochspannung, unter der heute so viele stehen: Nervös bedingte Störungen machen vor der Haut nicht halt. Dies zeigt sich nicht nur in hektischen roten Flecken, sondern auch in verstärkt auftretenden Hautinfektionen. Denn Stress zwingt das Immunsystem in die Knie. Auch jenes der Haut – was Viren, Bakterien und Pilze umgehend zum Angriff ermutigt.
So weit, so kurz vorab zu den vermeidbaren Risiken, die unsere Haut bedrohen – Auftakt für die folgenden Seiten, die Sie nicht nur bei der Behandlung, sondern auch bei der Vorbeugung von Hautinfektionen begleiten.

München, im Sommer 2005
Birgit Frohn

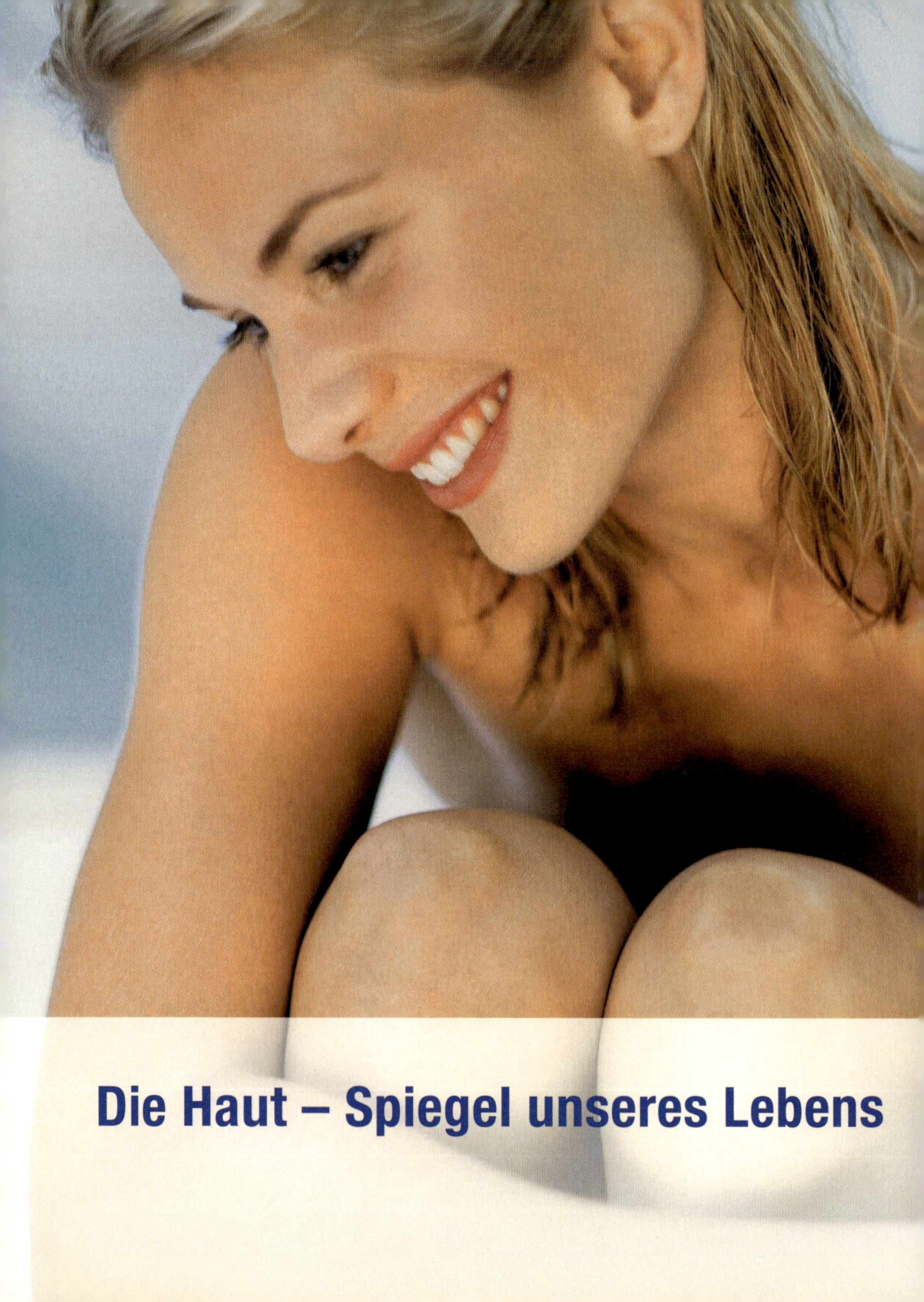

Die Haut – Spiegel unseres Lebens

Wie es um unser Befinden steht, sowohl in körperlicher wie in geistig-seelischer Hinsicht, zeigt sich am deutlichsten an der Haut: Stimmungen, aber auch Stress, wenig Schlaf und »Sünden« wie zu viel Alkohol und Nikotin lassen sich klar ablesen – allen voran im Gesicht. Nicht umsonst wird die Haut oft als Spiegel des Lebens bezeichnet.

Die Haut gesund erhalten

Erliegt die Haut dem Angriff von Viren, Bakterien oder Pilzen und erkrankt sie an Infektionen, liegt das sicherlich nicht allein in der Lebensweise begründet. Das Geschehen wird aber von ihr mitbestimmt – in einem mehr oder wenigen großen Ausmaß. Wie widerstandsfähig die Haut ist und wie erfolgreich sie sich gegenüber Krankheitserregern zur Wehr setzen kann, hängt sehr davon ab, wie wir mit ihr umgehen. Ist ihr Säureschutzmantel, beispielsweise durch aggressive Pflegesubstanzen, angegriffen, können Pilze & Co. leichter Fuß fassen. Ebenso hat ein Immunsystem, das durch dauerhafte Überlastung oder ungesunde Ernährung geschwächt ist, weniger Schlagkraft. Und umso weniger effektiv kann die Haut schädlichen Einflüssen und Infektionen Paroli bieten.

Je sorgsamer wir mit unserer Haut umgehen, desto besser kann sie sich gegen Krankheitserreger zur Wehr setzen.

Bereits dies zeigt: Darüber, wie gut unsere Haut ihre Gesundheit erhalten und verteidigen kann, bestimmen auch Faktoren, die wir selbst beeinflussen. Es liegt mit in unserer Hand, die Haut bei ihren Aufgaben zu unterstützen – die nicht eben wenige sind. Bevor es in die Praxis geht, soll Ihnen deshalb ein kleiner Exkurs zunächst Aufbau und Funktionen der Haut skizzieren.

Der Aufbau der Haut

Mit einer Fläche von eineinhalb bis zwei Quadratmetern ist die Haut unser größtes Organ, das ein Sechstel des Körpergewichts für sich beansprucht. Insgesamt unterscheidet man drei Hautschichten, die über zahllose Blut- und Lymphgefäße sowie Nervenstränge miteinander verbunden sind.

Jede Schicht hat ihre Funktion

Den vielfältigen Funktionen der Haut entspricht ihr Aufbau in verschiedenen Schichten. Man unterscheidet die Oberhaut, die Lederhaut und das Fettgewebe der so genannten Unterhaut.
An erster Stelle – von außen nach innen betrachtet – kommt der Säureschutzmantel, ein Film aus Fettsäuren und Feuchtigkeit. Er liegt auf der obersten Hautschicht auf, hält diese geschmeidig und dient zugleich als »Schutzschranke« zur Abwehr von Infektionen und Pilzen.

Epidermis – die Oberhaut

Direkt unter dem Säureschutzmantel liegt die Oberhaut, die so genannte Epidermis. Sie schützt unseren Körper vor Austrocknung, Kälte und Hitze, Krankheitskeimen und anderen schädigenden Einflüssen. Darüber hinaus ist die Oberhaut zuständig für die Ausscheidung und Aufnahme von Stoffen. Der äußerlich sichtbare Teil der Oberhaut besteht aus einer Hornschicht, die von abgestorbenen Zellen gebildet wird. Durch Schuppung und Nachbildung wird sie ständig ersetzt. Denn damit die Epidermis ihren vielen Aufgaben als »Außenposten« nachkommen kann, erneuert sie sich fortlaufend selbst. In ihrem unteren Stockwerk, der Basalzellschicht, entstehen ständig neue Zellen – so genannte Keratinozyten. Diese »Hauterneuerer« wandern binnen vier Wochen zur Hautoberfläche.
Während ihrer Wanderschaft werden die Keratinozyten zu verhornenden Hautzellen umgewandelt. An der Oberfläche angekommen, bilden diese Zellen zusammen mit der Hornsubstanz eine glatte und elastische Schicht, bis sie absterben und von nachrückenden Zellen als Schuppen abgestoßen werden.
Außer den Keratinozyten sind in der Basalzellschicht auch Melanozyten, Merkelzellen, Langerhanszellen und T-Lymphozyten eingelagert.
Die Melanozyten bilden das Pigment Melanin, das für den Farbton der Haut verantwortlich ist: Menschen mit einem dunklen

Die fünf Schichten der Epidermis

Von innen nach außen ist die Oberhaut in fünf Schichten gegliedert:

Basalzellschicht (Regenerationsschicht) – Stratum basale
Hier erfolgt durch Zellteilung die Neubildung der Keratinozyten. Diese wandern dann binnen vier Wochen an die Hautoberfläche.

Stachelzellschicht – Stratum spinosum
In dieser Schicht sind die Keratinozyten netzartig miteinander verbunden. Bei Hauterkrankungen kann es hier zu Wasseransammlungen und Blasenbildung kommen.

Körnerschicht – Stratum granulosum
Die Keratinozyten der Körnerschicht enthalten – daher der Name der Hautschicht – Körner einer Substanz namens Keratohyalin.

Stark lichtbrechende Schicht – Stratum lucidum
Diese Schicht ist sehr schmal: Zellgrenzen oder Zellkerne sind nicht mehr zu erkennen.

Hornschicht – Stratum corneum
In der Hornschicht verbinden sich die aus den Keratinozyten entstandenen Hornzellen mit Hornsubstanzen der Haut, wie etwa dem Keratin, zu Hornschuppen. Diese werden dann nach und nach abgestoßen.

Teint haben einen hohen Pigmentanteil. Dem Melanin verdanken wir auch, dass wir braun werden können. Die Merkelzellen sind mit Nervenfasern verbunden, und sie sind Bestandteil unseres Tastsinns. Langerhanszellen und T-Lymphozyten gehören zum Immunsystem der Haut.

Was Handleser und Kriminalisten nutzen, die individuell unterschiedlichen Linien und Felder auf der Haut - allen voran an den Händen und Fingerkuppen -, entsteht durch die Verbindung der Hautschichten: Oberhaut und Lederhaut sind fingerförmig verzahnt, worin die charakteristische Struktur der Hornhaut begründet liegt. An ihrer dünnsten Stelle hat die Epidermis eine

Dicke von nur 0,04 Millimetern. An ihrer dicksten Stelle, beispielsweise den Schwielen an den Fußsohlen, kann sie dann zwei Millimeter dick sein.

Dermis – die Lederhaut

An die Epidermis schließt sich die Lederhaut an. Nach dem Mediziner Dermis benannt, unterteilt sie sich in zwei Schichten: Oben liegt die Papillarschicht, Stratum papillare, die der Epidermis straff anliegt.

Darunter befindet sich die so genannte Geflechtschicht, Stratum reticulare. Sie grenzt unmittelbar an die Unterhaut an und enthält das Bindegewebe.

Die »tragende Stütze« unserer Haut: ein engmaschiges Netzwerk aus festen, aber elastischen Faserbündeln. Erstere speichern Wasser und sind für mechanische Stabilität verantwortlich, Letztere sorgen für Festigkeit und Dehnbarkeit. Spannkraft, Elastizität und Regenerationsfähigkeit gehen auf das Konto von Kollagen und Elastin.

Im Bindegewebe der Lederhaut liegen auch Haarwurzeln, Talg- und Schweißdrüsen sowie feinste Blutgefäße, die Kapillaren und Lymphgefäße zum Abtransport des Gewebswassers. Daneben finden sich zahllose Nervenfasern, die Reize wie Druck, Schmerz und Temperatur empfangen und an das Gehirn übermitteln.

Subcutis – die Unterhaut

Zwei Drittel des Körperfetts sind in der Unterhaut gespeichert.

Die Unterhaut ist das Fettdepot unseres Körpers: In der Subcutis liegen zahllose Fettzellen in lockerem Bindegewebe eingebettet. In diesen Zellen sind rund zwei Drittel des Körperfetts gespeichert, das uns vor Temperaturschwankungen und Erschütterungen schützt und zudem als Energiereserve dient.

Frauen haben übrigens von Natur aus eine dickere Unterhaut als Männer. Außer Fettzellen liegen im Bindegewebe der Unterhaut noch Talg- und Schweißdrüsen sowie Haarwurzeln und -kanäle.

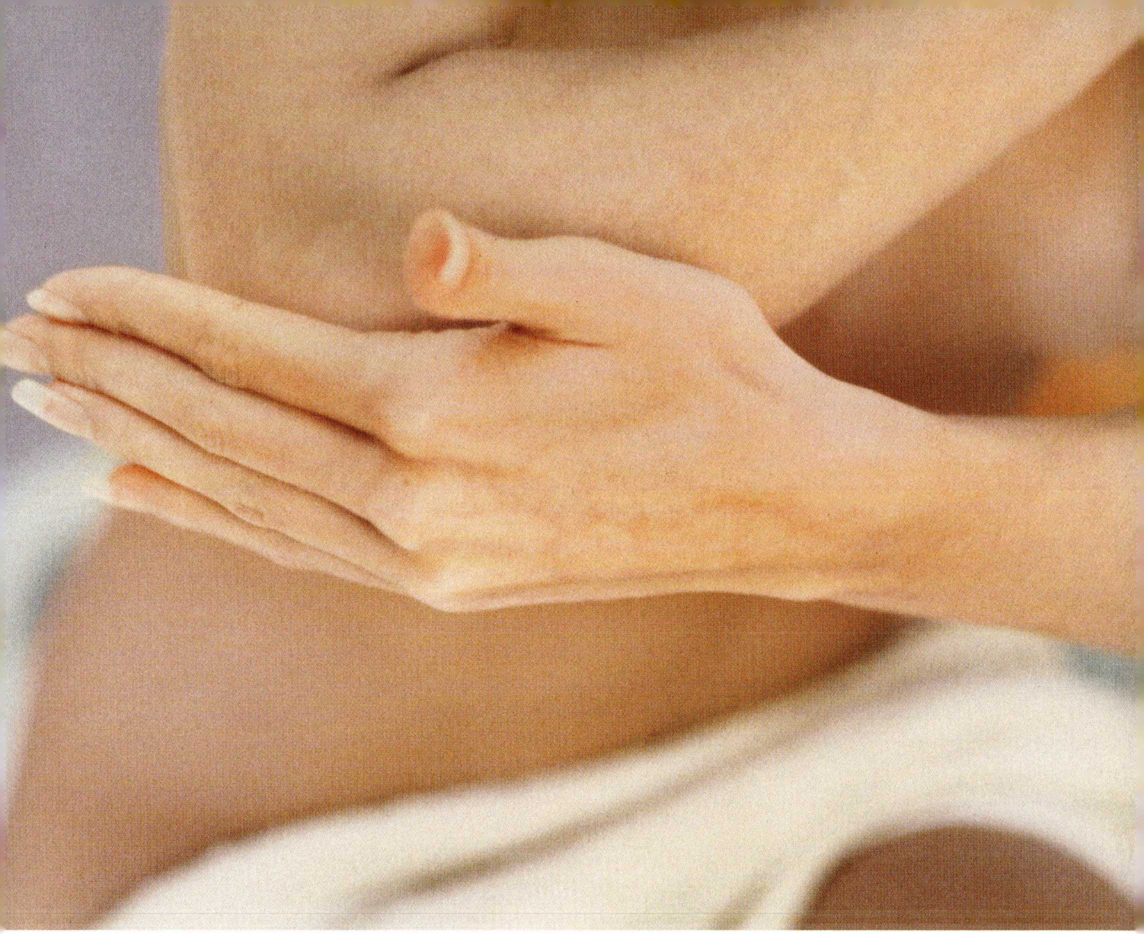

Unsere Haut vermittelt uns Reize und Eindrücke aus der Umwelt.

Rund um die Uhr im Dienst

Unsere Haut ist permanent gefordert: Sie muss ständig auf Reize aus der Umwelt reagieren, sich körpereigenen Erfordernissen anpassen und gleichzeitig eine Menge anderer Funktionen übernehmen.

Vermittlung von Sinneseindrücken

Als wichtiges Sinnesorgan vermittelt unsere Haut uns Reize und Eindrücke aus der Umwelt. Berührungen, Druck, Schmerzen oder Temperatur werden von unzähligen Rezeptoren empfangen und über die Nerven an das Gehirn weitergeleitet. Dies ermöglicht uns die Kommunikation mit der Umwelt, denn über die Haut können wir durch Berührung Kontakt zu unseren Mitmenschen aufnehmen und ihnen damit unsere Gefühle mitteilen.

Schutz vor äußeren Einwirkungen

Die Haut bildet eine natürliche Schutzgrenze zwischen unserem Körper und den vielen Einflüssen, denen wir in unserer Umwelt ausgesetzt sind.

Gegen mechanische Einwirkungen, denen die Haut ununterbrochen ausgesetzt ist, schützt sie uns durch ihren mehrschichtigen Aufbau und ihre Fähigkeit zur schnellen Regeneration. Und auch dadurch, dass in der Oberhaut keine Blutgefäße liegen, die verletzt werden könnten.

Chemische Belastungen wehrt die Haut durch ihren Säureschutzmantel ab, der dabei wie ein Puffer wirkt. Wird dieser jedoch, etwa durch zu häufiges Waschen und Duschen mit Seifen und Waschlotionen, angegriffen oder gar zerstört und der pH-Wert der Haut verändert, kann er uns nicht mehr optimal vor der Einwirkung schädlicher Substanzen bewahren.

Den Schutzmantel gilt es also nicht nur für ein schönes Aussehen, sondern auch im Hinblick auf die Gesundheit der Haut sorgfältig zu pflegen.

Speicherung nicht nur von Fett

Als Speicherorgan für Fett, Wasser und auch Blut trägt die Haut zur individuellen Ausprägung unserer Körperformen bei und schützt uns damit zugleich vor extremen Temperaturen und mechanischen Einwirkungen.

Ausscheidung und Aufnahme

Die Haut übernimmt auch einen wichtigen Part im Stoffwechsel: Über Poren, Schweiß- und Talgdrüsen scheidet sie Schlacken- und Giftstoffe aus unserem Körper aus. Andererseits nimmt sie Nährstoffe und Sauerstoff auf.

Zudem reguliert die Haut durch die Schweißabsonderung die Körpertemperatur sowie unseren Elektrolyt-Haushalt, denn im Schweiß sind viele Mineralsalze und Spurenelemente enthalten.

Hauteigener Infektionsschutz

Lange Zeit galt der Säureschutzmantel der Haut als entscheidender Schutzfaktor gegen Infektionen durch Bakterien oder Viren. Was er zweifelsohne ist, allerdings nicht allein.

Unterstützung für den Säureschutzmantel

Am hauteigenen Infektionsschutz sind noch andere Helfer beteiligt. Eine wichtige Rolle spielt dabei zum einen, dass der saure pH-Wert unserer Haut durch Spaltung der Hautfette in Fettsäuren entsteht. Diese Fettsäuren haben selbst bereits eine antimikrobielle Wirkung. Zum anderen tragen antiinfektive Substanzen wie das Enzym Lysozym und ein Antikörper, das Protein IgA, ebenso zum Hautschutz bei.

Peptide schützen die Haut

Was für den Infektionsschutz der Haut allerdings die größte Bedeutung hat, wurde erst vor wenigen Jahren entdeckt: Eiweißbausteine, Peptide, mit antimikrobiellen Eigenschaften – der Schlüssel zur Gesunderhaltung der Haut.

Auf der Suche nach dem Wirkprinzip

Wie die Eiweißschutzschilde im Einzelnen wirken, ist noch nicht vollends geklärt. Schließlich werden auch ständig neue Peptide entdeckt: Bislang sind etwa 500 bekannt, die eine Vielzahl von Funktionen erfüllen. So können sie neben ihrer antimikrobiellen Wirkung auch das Signal zur Aktivierung der spezifischen Abwehr von Krankheitserregern geben.

Gezielte Abwehr

Verschiedene Peptide sprechen ganz gezielt nur auf bestimmte Erreger an und machen sie unschädlich. Entsprechend werden in unterschiedlichen Körperregionen je nach den dort auftretenden Keimen unterschiedliche Peptid-Cocktails gebildet, die die Haut und Schleimhäute wie ein Schutzfilm überziehen. Ebenso ist inzwischen bekannt, dass einige die Wundheilung fördern. Die Forschung konzentriert sich nun darauf, die schützenden Eiweißstoffe künstlich herzustellen. Diese könnten dann zur Behandlung von Hautinfektionen direkt an der erkrankten Region angewandt werden.

Natürliche Schutzschranke

Um ihre zahlreichen Aufgaben wahrnehmen zu können, produziert die Haut ihre eigene Pflegeemulsion, einen dünnen Film aus Fettsäuren und Feuchtigkeit. Er ist, was seinen pH-Wert angeht, leicht sauer und wird daher auch »Säureschutzmantel« genannt. Bekannt ist auch die Bezeichnung »Wasser-Lipid-Film«, was auf seiner Zusammensetzung beruht.

Körpereigene Schutz- und Pflegemittel

Der Säureschutzmantel hält die Epidermis geschmeidig und schützt sie vor dem Austrocknen.

Risse und Bruchstellen in der Hornschicht würden eine große Gefahr für die Gesundheit der Haut bergen. Denn damit könnten Krankheitserreger und Schadstoffe in tiefere Hautschichten eindringen. Dagegen wappnet sich unsere Haut: mit dem Säureschutzmantel, der direkt auf der Epidermis aufliegt. Er hält sie geschmeidig und schützt sie vor dem Austrocknen. Übrigens vermittelt der Säuremantel auch einen natürlichen Deo-Effekt: Er reduziert die bakterielle Zersetzung von Schweißbestandteilen und damit das, was Körpergeruch erzeugt. Vor allem aber dient er der Haut als »Schutzschranke« zur Abwehr von schädlichen Mikroorganismen. Alle diese Aufgaben kann der Säureschutzmantel aber nur dann erfüllen, wenn er vollkommen intakt ist. Zentrales Anliegen bei der täglichen Pflege sollte deshalb sein, den Schutzfilm auf der Hautoberfläche zu erhalten, zu verstärken oder zu stabilisieren. Auch im Hinblick auf die Vorbeugung von infektiösen Hauterkrankungen.

Wenn der pH-Wert verändert wird

Trockene Luft, allem voran in geheizten Räumen, wie auch Kälte und UV-Einstrahlung entziehen dem Schutzfilm jedoch durch Verdunstung sehr viel Wasser. Heißes Wasser, fettlösende Waschmittel und viele unserer heutigen Pflegeprodukte tun ihr Übriges, um den pH-Wert der Haut zu verändern. So weit, dass der Schutzmantel angriffen und, mehr noch, zerstört wird. Was kein irreversibler Schaden ist – doch es dauert Stunden, bis sich der

Wasser-Fett-Film wieder regeneriert hat. Je älter wir werden, desto länger. Denn mit jedem Jahr mehr bildet unsere Haut weniger Fett und Talg. Umso langsamer kann sich der Säureschutz nach einer Störung wieder aufbauen. Bis dahin sind die Hornhaut und die darunter liegenden Hautschichten jedoch vollkommen ungeschützt.

Was dem Säureschutzmantel besonders zusetzt, ist zu häufiges Waschen und die dazu verwendeten Mittel. So ist beispielsweise das klassische Seifenstück ein echter »Säurekiller«: Mit einem pH-Wert zwischen 8 und 12 liegt es weit im basischen Bereich und ist damit alles andere als hautfreundlich. Seifen sollten mithin im Badezimmer nichts zu suchen haben. Auch so genannte »pH-neutrale« Körperpflegeprodukte lassen Sie besser nicht an Ihre Haut. Sie haben wie Wasser den neutralen pH-Wert von 7, was vom Säuregehalt der Hautoberfläche weit abweicht.

Der pH-Wert

Er wird kaum jemanden geben, der diesen Begriff noch nicht gehört hätte.

Doch was sich hinter dem Kürzel verbirgt, ist weniger geläufig: Der lateinische Begriff »potentia hydrogenii«, kurz pH und zu gut Deutsch »Konzentration an Wasserstoff-Ionen«. Anhand derer lassen sich Säuren und Laugen voneinander unterscheiden und in ihrer Stärke ausweisen. Die Skala reicht dabei von pH 0 bis 14, der Mittelwert von pH 7 wird als neutral bezeichnet. Wasser hat diesen Neutralwert von pH 7.

Alkalische Seifenlösungen, also Laugen, haben einen pH-Wert von mehr als 7. Säuren wie beispielsweise Essigsäure, Milchsäure und Kohlensäure, weisen einen pH zwischen 0 und 7 auf. In diesem Bereich liegt unsere Haut: Sie hat einen pH-Wert von 5, 5. Diese saure Eigenschaft der Hautoberfläche findet sich im so genannten »Säureschutzmantel« wieder.

Gefahren in Bad und Cremetopf

Schädliche Umwelteinflüsse, der Aufenthalt in geschlossenen Räumen mit Zentralheizung, Arbeiten am Computer: Alles das entzieht Ihrer Haut Feuchtigkeit, greift den Säureschutzmantel an und setzt die Widerstandsfähigkeit sukzessive herab. Viren, Pilze und Bakterien können so wesentlich leichter die Schutzbarrieren der Haut durchdringen und Infektionen verursachen. Irritierte, gereizte Haut und, in Folge, gestörte Hautfunktionen gehören zu den größten Risikofaktoren für infektiöse Erkrankungen. Deshalb ist es so wichtig, dass Sie der Haut regelmäßig Feuchtigkeit und Nährstoffe zuführen.

Schaden oder Nutzen?

Cremes, Lotionen und Emulsionen bergen oftmals einige Gefahren: Statt die Haut zu pflegen und ihre Abwehrkraft zu stärken, richten sie weiteren Schaden an. So kann das tägliche Bemühen im Badezimmer genau das Gegenteil dessen bewirken, was Sie damit erreichen möchten. Denn eine Pflege, die den Säureschutzmantel weiter angreift und die Haut austrocknet, erhöht das Risiko für Hautinfektionen, statt es zu senken.

Trockene Haut aus der Tube

Experten warnen vor allem vor Öl-Wasser-Verbindungen, so genannten Emulsionen. Sie fördern die Austrocknung der Haut. Wer seine Haut täglich mit Bodylotion und Co. in gutem Glauben pflegt, kann sich mithin gewaltig irren.

Was die Körperpflege so schädlich macht, sind die Emulgatoren in den Produkten: Substanzen, die dafür sorgen, dass sich Öl und Wasser mischen können. Was normalerweise nicht funktionieren würde. Eine Lotion wäre ohne Emulgatoren nicht cremig-flüssig, sondern würde sich in ihre beiden Bestandteile auftrennen. Wenn Sie also zu trockener Haut neigen – wie die meisten von uns –, sollten Sie zu Ölen und ölhaltigen Pflegeprodukten greifen.

Wer übrigens vom Öl-Wasser-Mix profitiert, sind alle, die an Akne und unreiner Haut leiden: Ihnen hilft der austrocknende Effekt gegen die Pusteln und Pickel.

Riskante Duschgels

Wellness frühmorgens beim Duschen, aromatisch garniert mit ausgefallenen Duftkreationen und in entsprechend hübscher Aufmachung. Die Inhaltsstoffe vieler Duschgels und Badezusätze sind jedoch alles andere als prickelnd: Allen voran die Duftstoffe entfalten schädliche Effekte. Sie bringen den pH-Wert aus der gesunden Balance und gefährden so den natürlichen Schutzschild der Haut. Besonders die üppig parfümierten Luxusmarken schneiden in puncto Hautzuträglichkeit schlecht ab. Was den Tag so wohlriechend beginnen lässt, schadet nicht nur auf direktem Wege, sondern kann auf lange Sicht auch die Neigung zu Hautallergien erhöhen.

Bei Duschgels und Badezusätzen ist vor allem bei den üppig parfümierten Luxusmarken Vorsicht angebracht.

Aber auch die meist reichlich enthaltenen Konservierungsmittel sind bedenklich für die Hautgesundheit. Obendrein enthalten vor allem die teuren Dusch- und Badeprodukte so genannte »technische Hilfsstoffe«. Sie dienen unter anderem zum Stabilisieren und sind auch zuständig dafür, dass es so richtig schön schäumt. Für die Haut sind die Hilfsstoffe alles andere als hilfreich, denn sie machen sie durchlässiger für Schadstoffe und anfälliger für Krankheitserreger.

Öko – nicht unbedingt besser

Wer sich nun mit Öko-Pflege auf der sicheren Seite wähnt, kann sich leider täuschen. Auch unter den Produkten aus der Abteilung Naturkosmetik gibt es schwarze Schafe. Tests von Verbraucherschutzverbänden haben auch in ihnen einiges entdeckt, was man besser nicht an seine Haut lässt. Deutlich besser sind Sie und Ihre Haut daher mit den preiswerteren Duschgels und Badezusätzen bedient - beispielsweise auch Eigenmarken von Supermarkt-Ketten.

Die tägliche Hautpflege

Keine übertriebene Reinlichkeit

Zu häufiger Kontakt mit Wasser reizt die Haut unnötig und, viel schlimmer noch, setzt ihrem Säureschutzmantel arg zu. Auch der Einsatz von Seife, Duschgel & Co. sollte so gering wie möglich ausfallen.

Für die tägliche Reinigung genügen genau genommen lauwarmes Wasser, milde Seifen oder Waschlotionen, welche die Haut rückfetten. Gut ist beispielsweise Frei-Öl, das Sie auch schon während des Duschens auftragen können.

Gut gepflegt – mit Rücksicht auf die Haut

Sorgsam, aber nicht übertrieben: Das oberste Gebot zur Pflege der Haut. Allen voran sollten Sie sich mit dem Baden und Duschen in angemessener Zurückhaltung üben.

Wohlriechend und gepflegt steht nicht zur Diskussion. Doch wo so mancher Zeitgenosse nachlässig ist, treiben es andere zu weit mit der Hygiene und fügen damit ihrer Haut jenseits aller Notwendigkeit bisweilen großen Schaden zu.

Täglich Ölen und Cremen

Nach dem Duschen und Baden sollten Sie es sich zur Gewohnheit machen, die Haut einzucremen, noch besser zu ölen. Die Öle auf die noch feuchte Haut auftragen, einziehen lassen und dann ankleiden.

Produkte, die sich zur Pflege trockener und infektionsanfälliger Haut besonders empfehlen, bekommen Sie in gut sortierten Drogerien sowie in Apotheken.

Verwenden Sie bei sehr empfindlicher Haut am besten Pflegeprodukte ohne Alkohol. Denn dieser entfettet die Haut, was die hauteigenen Regulationsmechanismen aus dem Konzept bringen kann.

Welchen Hauttyp haben Sie?

Um die Haut ihren Bedürfnissen entsprechend pflegen zu können, sollten Sie Ihren Hauttyp kennen. Eine exakte Zuordnung zu einem bestimmten Hauttyp ist natürlich nur selten möglich. Dazu kann der Test je nach aktueller Verfassung und auch nach Tageszeit unterschiedlich ausfallen. Er kann Ihnen aber dennoch einen guten Anhaltspunkt bei der Auswahl Ihrer Präparate zur Hautpflege geben. Was Sie zum so genannten »Papiertuchtest« benötigen, sind ein frisches Handtuch, ein Papiertüchlein und zwei Stunden Zeit:

- Reinigen Sie zunächst Ihr Gesicht mit warmem Wasser und trocknen Sie es mit dem Handtuch ab.

- Anschließend lassen Sie Ihre Gesichtshaut über zwei Stunden völlig unbehandelt, tragen also keine Cremes und auch kein Make-up auf. Während dieser Zeit verlassen Sie am besten nicht das Haus, damit der Hauttest nicht durch Umwelteinflüsse wie Ruß, Staub oder Zugluft verfälscht wird.

- Nach zwei Stunden legen Sie dann das Papiertüchlein für eine Minute auf Ihr Gesicht, und zwar so, dass dieses vollkommen bedeckt ist. Jetzt geht es an die Auswertung: Aus Lokalisation und Intensität der Fettabdrücke Ihrer Haut, die auf dem Papiertuch zu sehen sind, lässt sich auf den Hauttyp schließen.

Auswertung

- **Fette Haut:** deutliche Abdrücke von allen Gesichtspartien
- **Mischhaut:** die Abdrücke von Kinn, Stirn und Nase sind deutlicher als jene von den Wangen
- **Normale Haut:** leichte Abdrücke von Stirn und Nase
- **Trockene Haut:** keine Abdrücke
- **Empfindliche Haut:** keine Abdrücke, die Haut schuppt, zeigt Rötungen und andere Irritationen

Pflegemittel hausgemacht

Rückfettendes Ölbad

Ideal bei trockener und gereizter Haut, und – Sie brauchen dazu nur in die Küche zu gehen: 1 EL Olivenöl mit ¼ l Milch verrühren und dem Badewasser (nicht über 32° C) zugeben.

Honig-Milch-Bad

Baden wie Kleopatra: Ein Honig-Milch-Bad schützt die Haut und fördert die Durchblutung.

Der Klassiker – Baden wie Kleopatra!
Ein Honig-Milch-Bad reinigt auf schonende Weise, bewahrt den Säureschutzmantel der Haut und fördert ihre Durchblutung. Und: Macht die Haut unwiderstehlich zart. Geben Sie 1 l Vollmilch und 1 Tasse Honig (alternativ 2 EL Weizenkeimöl oder 1 Tasse Meersalz) in die noch leere Badewanne, schäumen Sie die Zutaten mit dem Duschstrahl auf und lassen Sie dann Wasser einlaufen.

Molkebad

Bei einer empfindlichen Haut bewähren sich regelmäßige Bäder in Molke. Denn das Milchserum stärkt und hält durch seinen hohen Gehalt an Eiweiß und Milchsäure den Säureschutzmantel der Haut intakt. Lassen Sie Badewasser in die Wanne einlaufen, geben Sie 3 l Molke hinzu und verteilen Sie sie mit den Händen gleichmäßig im Wasser.

Hautnähröl

Mischen Sie in einer großen Glasflasche 0,5 l Olivenöl, 50 ml Weizenkeimöl, 200 ml süßes Mandelöl, 50 ml Rosmarin-Essenz und 4 Tropfen ätherisches Lavendelöl. Alles gut verschütteln und den Körper täglich nach dem Baden oder Duschen damit massieren.

Lotion für raue Hautpartien

Besonders an Ellenbogen und Knien ist die Haut bedingt durch die große Beanspruchung häufig rau, rissig und gerötet. Ein Fall

für Honig in Kombination mit Zitrone: Beide glätten die Haut, machen sie wieder weich und versorgen sie mit wertvollen Wirkstoffen.
Verrühren Sie 2 EL Honig mit 1 EL frisch gepresstem Zitronensaft und tragen Sie die Mixtur auf die rauen Hautstellen auf. 20 bis 30 Minuten einwirken lassen, danach abwaschen und einölen. Die Honig-Zitronen-Lotion hilft übrigens auch gegen aufgesprungene Lippen. Ein guter Schutz also gegen Herpes.

Natürliche Zutaten für eine schonende Hautpflege.

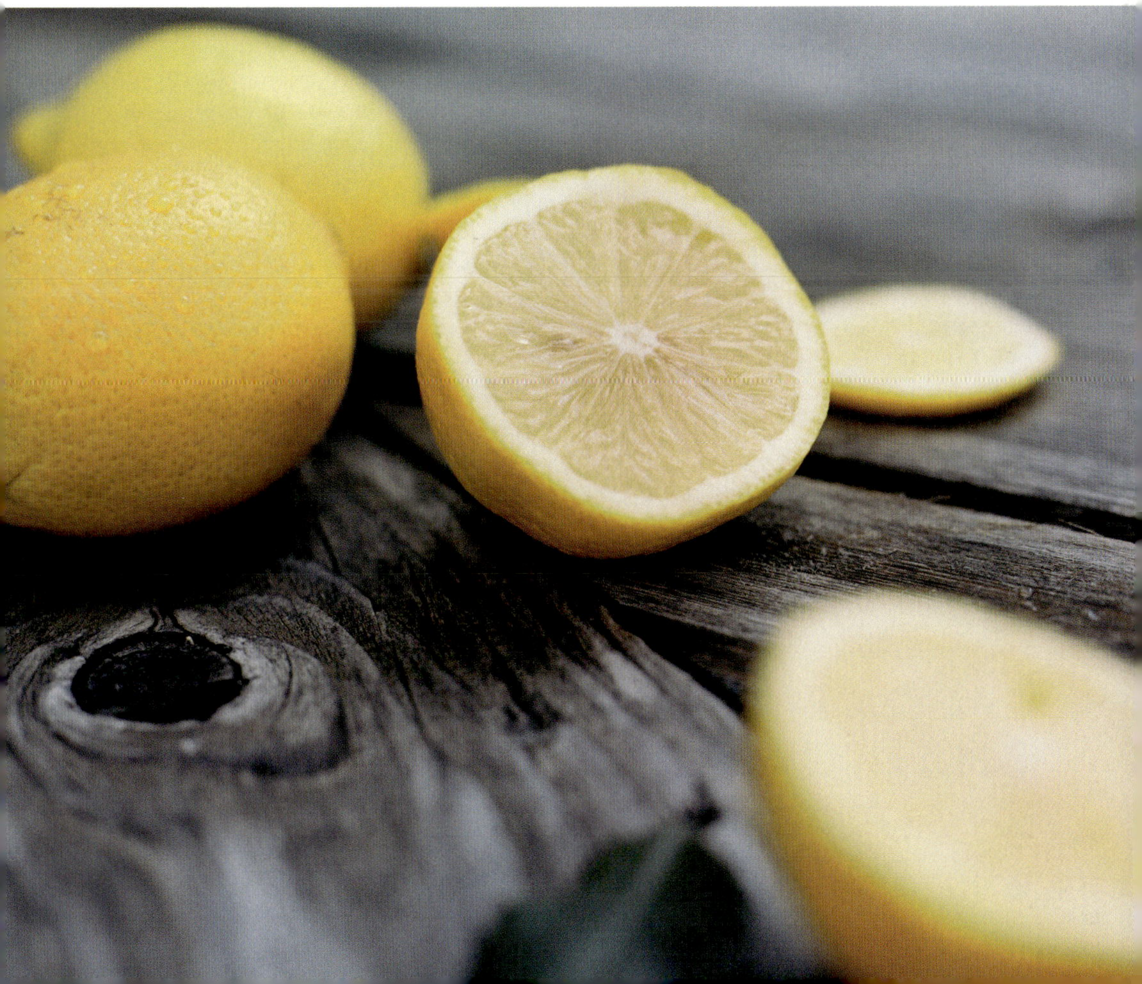

Mobilisieren Sie Ihre Abwehr

Nur ein intaktes Immunsystem kann den Körper wirksam vor schädlichen Mikroorganismen schützen. Die körpereigenen Abwehrkräfte zu unterstützen und, falls geschwächt, aufzubauen ist somit eine wirksame Maßnahme zur Vorbeugung und Behandlung von Hautinfektionen.

Das Immunsystem beschützt unsere Hautzellen

Unser Immunsystem muss nicht nur Angreifern von außen Paroli bieten. Auch im Körperinneren hat es ordentlich zu tun – sogar wesentlich mehr. Denn das Areal, auf dem die Abwehrzellen Wache schieben müssen, ist um ein Vielfaches größer als das Fußballfeld, das allein schon die Oberfläche unserer Haut und der Schleimhäute ausmacht, jene erste Barrikade, die schon einen Großteil der Eindringlinge abhält. Im Inneren unseres Körpers muss dazu noch rund um die Uhr aufgeräumt werden: Gewebetrümmer und Zellen, die ins Alter gekommen sind, entartete Zellen oder reaktivierte Viren müssen entfernt werden. Zugleich versucht das Immunsystem, jede einzelne Zelle zu beschützen: Jederzeit kann es notwendig werden, sie zu verteidigen. Bei der unvorstellbaren Zahl von über 70 Billionen Zellen, die ein Erwachsener besitzt, eine Menge Arbeit.

Die Truppen des Abwehrsystems

Bei unserem Immunsystem handelt es sich nicht um ein einzelnes Organ, sondern wie in einer Armee gibt es spezialisierte Einheiten, die auf alle Körpergewebe und Körperflüssigkeiten verteilt sind. Die wichtigsten Truppen im Kampf gegen Eindringlinge sind die Lymphozyten, die Fresszellen (Makrophagen) und die Killerzellen.

Die T-Lymphozyten – T kommt von Thymusdrüse, weil diese Abwehrzellen hier ihr Handwerk lernen – sind gewissermaßen die Ausweiskontrolle. Denn sie treffen die Unterscheidung zwischen »körpereigen« oder »körperfremd«. Das ist lebenswichtig, denn

nur so kann unser Abwehrsystem seiner Aufgabe nachkommen: Krankheitserreger und schädliche Stoffe von außen unschädlich machen, nicht aber körpereigene Strukturen angreifen. Letzteres ist bei den so genannten Autoimmunerkrankungen der Fall.
Nach der Ausweiskontrolle geht es zur Einwanderungsbehörde. Hier sitzen die B-Lymphozyten, die sich auf das Erkennen von Fremdlingen spezialisiert haben. Sobald sie einen erwischt haben, produzieren sie flugs Antikörper gegen ihn. Diese heften sich wie Kletten an den Eindringling und geben den anderen Immunzellen das Signal zum Angriff.
Ist der Verteidigungsfall eingetreten, rücken noch nicht alle Schutztruppen zugleich an. Erst einmal versuchen Mikro- und Makrophagen, der Situation Herr zu werden: Sie docken an die Fremdlinge an, umschlingen diese und lösen sie auf. Danach springen die natürlichen Killerzellen in die Bresche und erledigen den Rest. Zudem lösen sie entartete und funktionsuntüchtige Zellen auf. Übrig bleibt Zellschrott, der vom Körper nur noch entsorgt werden muss.

Starkes Immunsystem, gesunde Haut

Solange die Arbeit nicht zu viel wird, kann das Immunsystem seine Aufgaben gut bewältigen. Sind es aber zu viele Angreifer, gerät das Immunsystem in Stress und ist geschwächt. Sämtliche Prozesse im Organismus laufen nur noch mit halber Kraft. Krankheitserreger haben dann ein leichtes Spiel, können in die Haut eindringen und Infektionen verursachen.
Was das Immunsystem in die Knie zwingt, sind nicht nur Bakterien und allerorten lauernde Ansteckungsquellen. Auch Bewegungsmangel und einseitige Ernährung fordern es heraus. Doch was dem Abwehrteam am meisten Kraft raubt, ist psychischer Stress. Deshalb sollten Sie zur Stärkung des Immunsystems nicht nur der körperlichen, sondern vor allem auch der emotionalen Ebene Aufmerksamkeit schenken: Versuchen Sie abzubauen, was Sie, vielfach auch noch unnötig, belastet und stresst.

Die anderen Routen, die Sie zur Stärkung des Immunsystems einschlagen sollten, betreffen die Ernährung und die Lebensführung.

Stressoren abbauen

Indem Stress individuell sehr unterschiedlich wahrgenommen wird, verfügt jeder auch über eigene Möglichkeiten, mit »seinem« Stress besser umzugehen: Den Schlüssel zur Stressbewältigung tragen wir in uns selbst. Versuchen Sie, Ihre unmittelbare Umgebung dahingehend zu verändern, dass Ihre Stressfaktoren so weit wie möglich ausgeschaltet werden. Daneben sollten Sie persönliche Strategien aufbauen, die einen effektiveren Umgang mit all jenem ermöglichen, was stresst, jedoch unabänderlich ist.

INFO

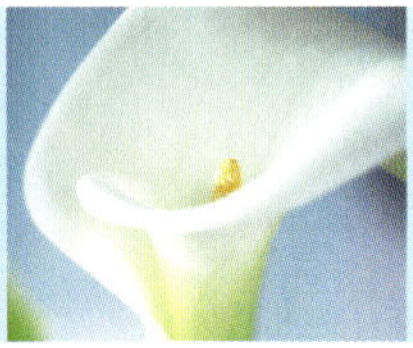

Stressbewältigung lässt sich erlernen, unter anderem in eigens darauf ausgerichteten Seminaren. Andere Optionen zum Stressabbau bergen Entspannungstechniken wie Autogenes Training sowie die Körperübungen des Yoga.

Löffelweise Abwehrkräfte

Power fürs Immunsystem liefern viele Mineralstoffe und Spurenelemente. Besonders die drei Spurenelemente Eisen, Selen und Zink, aber auch Magnesium bringen Ihre Leibgarde wieder auf die Beine. Mit ihrer Hilfe rückt die Abwehr Viren und Bakterien schneller auf den Leib und kann auch freien Radikalen besser Paroli bieten.

Dazu sollte Ihr Speiseplan vor allem jene Nahrungsmittel enthalten, die reich an Beta-Karotin, Glutathion, Vitamin C und anderen antiviral und antioxidativ wirksamen Stoffen sind. Sie alle stimulieren das Immunsystem. In der Praxis, sprich auf dem Teller,

bedeutet das: täglich frisches Obst, Salat und Gemüse in »rauen Mengen« essen.
Ernährungswissenschaftler empfehlen »five a day«, zu gut Deutsch: fünf Portionen Obst und Gemüse pro Tag. Dabei ist nicht jedes Mal eine komplette Mahlzeit gemeint, sondern »eine Portion« entspricht einer »Hand voll«. Das können ein Apfel, ein Teller Tomatensalat oder auch ein Glas frisch gepresster Möhren- oder Orangensaft sein.
Ebenso empfiehlt es sich, regelmäßig Joghurt mit lebenden Bakterienkulturen (z. B. Biojoghurt) zu essen. Das stärkt die Aktivität der körpereigenen »Killerzellen«, die Viren und Tumorzellen angreifen: Killerzellen spüren schädliche Substanzen im Körper auf und vernichten sie. Zudem erhöht Joghurt die Menge an Interferon im Körper, einem wichtigen abwehrstärkenden Stoff, und beschleunigt die Bildung von Antikörpern.
Nicht neu ist, dass Knoblauch der Gesundheit zuträglich ist. In den Knollen stecken auch Stoffe, die die Schlagkraft des Abwehrsystems erhöhen und aufgrund ihrer starken antibakteriellen Wirkung vor Infektionen im Zuge eines schwachen Immunsystems schützen. Wenn Sie frischen Knoblauch nicht vertragen oder aus Geruchsgründen nicht essen möchten, besorgen Sie sich Knoblauchpräparate in der Apotheke.

Da steckt Immunpower drin ...

Brokkoli	viel Zink	**Linsen**	viel Eisen und Kupfer
Eier	viel Selen und Zink	**Meeresfrüchte**	viel Magnesium, Selen und Zink
Geflügel	viel Zink	**Naturreis**	viel Magnesium
Hülsenfrüchte	viel Selen und Zink	**Nüsse**	viel Kupfer, Selen und Zink
Joghurt	viel Zink	**Olivenöl**	viel Magnesium
Knoblauch	viel Selen	**Rindfleisch**	viel Zink
Kürbis- und Sonnenblumenkerne	viel Zink	**Seefisch**	viel Selen

Doping fürs Immunsystem

Vitamin C: Höhere Dosen stärken die Immunfunktionen, indem sie die Bildung von weißen Blutkörperchen steigern. Zudem erhöht Vitamin C die Konzentration an Glutathion im Körper; ebenfalls ein wichtiges Stimulans der Abwehrkräfte. Als Frau sollten Sie täglich 300 und als Mann 400 mg Vitamin C aufnehmen. Da dieses wasserlöslich ist und nicht gespeichert wird –, etwaige Überschüsse werden vom Organismus wieder abgesondert – müssen Sie es regelmäßig zuführen. Am besten in mehreren Häppchen über den Tag verteilt. Hauptquellen: Zitrusfrüchte, Kiwi, Beeren wie vor allem Erdbeeren und schwarze Johannisbeeren, Papaya, Guaven, Hagebutten, Sanddorn, Paprika, Chilischoten, alle Kohlarten, Brokkoli, Mangold, Spinat, Kohlrabi, Tomaten (auch als Tomatensaft), Spargel, Lauch, Sauerkraut, Kartoffeln, Petersilie, Zwiebeln.

Selen: Nach neuesten Untersuchungen das wichtigste Spurenelement im Ringen um die Erhaltung der Gesundheit – nicht nur weil Selen den Immunstatus des Körpers enorm verbessert. Pro Tag sollten Sie 150 bis 300 mcg dieser Substanz aufnehmen. Hauptquellen: Paranüsse, Sonnenblumenkerne und -öl, Algen, Seefisch und Meeresfrüchte, Fleisch, Eier, Bierhefe, Knoblauch, Hülsenfrüchte, Vollgetreide, vor allem ungeschälter Reis.

Zink: Der Jungbrunnen für das Immunsystem, denn Zink aktiviert die Funktionen der Zellen des Abwehrsystems, revitalisiert eine geschwächte Immunität und stärkt sie in Zeiten erhöhter Belastungen. Kurzum, ohne Zink kann das Immunsystem nicht funktionieren. 15 bis 30 mg Zink täglich sollten es schon sein. Ältere Menschen über 75 Jahre sollten sogar 50 mg täglich aufnehmen, da sie einen schwächeren Immunstatus besitzen. Hauptquellen: Vollkornprodukte, Brokkoli, Nüsse, Weizenkeime, Kürbis- und Sonnenblumenkerne, Milch und Milchprodukte, vor allem Joghurt, Hartkäse, Eier, Geflügel, Innereien, Fisch und Meeresfrüchte, vor allem Austern, Bierhefe.

Pflanzliche Immunstimulanzien: In der Apotheke gibt es rezeptfrei:

- Extrakte aus den Wurzeln der Kapland-Pelargonie (Pelargonium reniforme),
- Präparate mit pflanzlichen Enzymen wie Bromelain oder Papain.

Trockenbürsten

Regt Durchblutung und Hautstoffwechsel an, stabilisiert einen schwachen Kreislauf und entschlackt. Giftstoffe werden abtransportiert und die Haut von überflüssigen Hornschüppchen befreit. Das Immunsystem profitiert und obendrein auch das Nervenkostüm. Trockenbürsten hat eine ausgleichende Wirkung auf die Psyche: Bei Antriebsschwäche anregend, bei Nervosität beruhigend. Was Sie brauchen, ist eine Massagebürste aus Naturfasern mit Schlaufe oder Griff. Auch ein Sisalhandschuh eignet sich.

- Beginnen Sie mit dem Bürsten am rechten Fußrücken, gehen dann über die Fußsohle und anschließend kreisförmig hoch über den Oberschenkel bis zum Po.
- Mit dem linken Bein verfahren Sie genauso und bürsten im Anschluss Ihren Po.
- Am Oberkörper beginnen Sie am rechten Handrücken, bürsten dann die Außenseite des Arms und anschließend die Innenseite; jeweils in Längsrichtung. Am linken Arm verfahren Sie wieder ebenso.
- Dann bürsten Sie die Brust zur Mitte hin, also in Richtung Brustbein, den Bauch im Uhrzeigersinn und den Nacken zu den Schultern hin. Zum Schluss kommen die Rückenpartien dran, die Sie erreichen können.

Wassertreten

Nach »Storchenart« durchs Wasser zu waten ist eine der besten Methoden zur Abhärtung. Wassertreten können Sie außer in den speziellen Tretbecken der Kurbäder auch in kleinen Bächen oder zu Hause in Ihrer Badewanne.

- Füllen Sie die Badewanne zu drei Viertel Ihrer Wadenhöhe mit kaltem Wasser und stapfen Sie wie ein Storch für 30 bis 60 Sekunden im Wasser herum. In der Praxis sieht das so aus, dass Sie sich auf der Stelle bewegen und bei jedem »Schritt« die Beine abwechselnd über den Wasserspiegel heben.

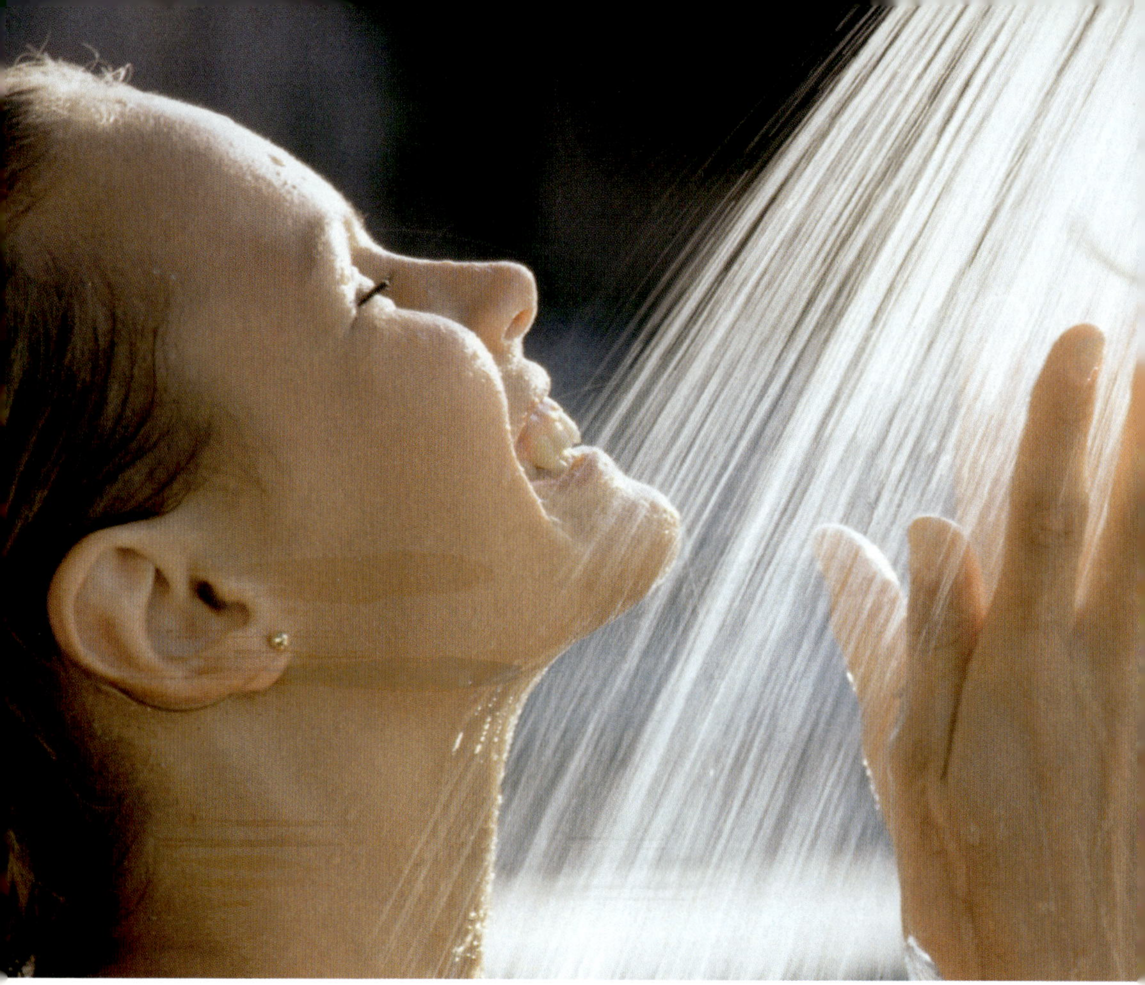

Wechselduschen sind ideal für Morgenmuffel.

- Anschließend trocknen Sie sich nicht ab, sondern streifen das Wasser mit den Händen von der Haut ab und ziehen sich warme Wollsocken an. Zum Erwärmen bewegen Sie sich etwas oder legen sich für zehn Minuten zugedeckt ins Bett.

Wechselduschen

Hat eine ähnliche Wirkung wie das Wassertreten – nur intensiver, da der ganze Körper einbezogen ist. Auch ideal für »Morgenmuffel« mit niedrigem Blutdruck, die nach dem Aufstehen schwer in die Gänge kommen. Neben ihrer kreislaufanregenden, durchblutungssteigernden Wirkung verpasst diese Wasseranwendung dem Immunsystem perfekte Trainingseinheiten und erhöht – regelmäßig angewendet – dessen Kondition.

- Duschen Sie zunächst für zwei bis drei Minuten warm und gehen Sie dann zu kaltem Wasser über.
- Führen Sie den Duschstrahl vom rechten Fuß an aufwärts bis zum Po, wiederholen Sie dies am linken Bein und widmen Sie sich dann dem rechten und anschließend dem linken Arm.
- Brust, Bauch und Rücken duschen Sie ebenfalls kurz kalt ab.
- Dann wiederholen Sie die Anwendung noch mal und enden mit kaltem Wasser.
- Trocknen Sie sich nur leicht ab und ziehen Sie sich dann an.

Passen Sie auf sich auf!

- Versuchen Sie abzubauen, was den Körper belastet: Stress, Bewegungs- und Schlafmangel, Nikotin sowie Alkohol in größeren Mengen.
- Achten Sie darauf, sich regelmäßig an der frischen Luft zu bewegen und dabei auch Licht und Sonne an Ihre Haut zu lassen.
- Essen Sie ausgewogen und ballaststoffreich. Versuchen Sie, täglich mehrere Portionen Obst und Gemüse in Ihren Speiseplan einzubauen. Auch magere Milchprodukte und Fisch sollten Sie reichlich zu sich nehmen.
- Planen Sie tagsüber ausreichend Pausen und Regenerationsphasen ein.
- Entspannungstechniken, vor allem Autogenes Training oder Yoga, leisten einen großen Beitrag zum Abbau von Stress und damit zur Stärkung der körpereigenen Abwehr.
- Achten Sie darauf, dass Sie ausreichend Schlaf bekommen: Einige der Nervenbotenstoffe, die uns in Tiefschlaf versetzen, halten die Immunzellen fit.

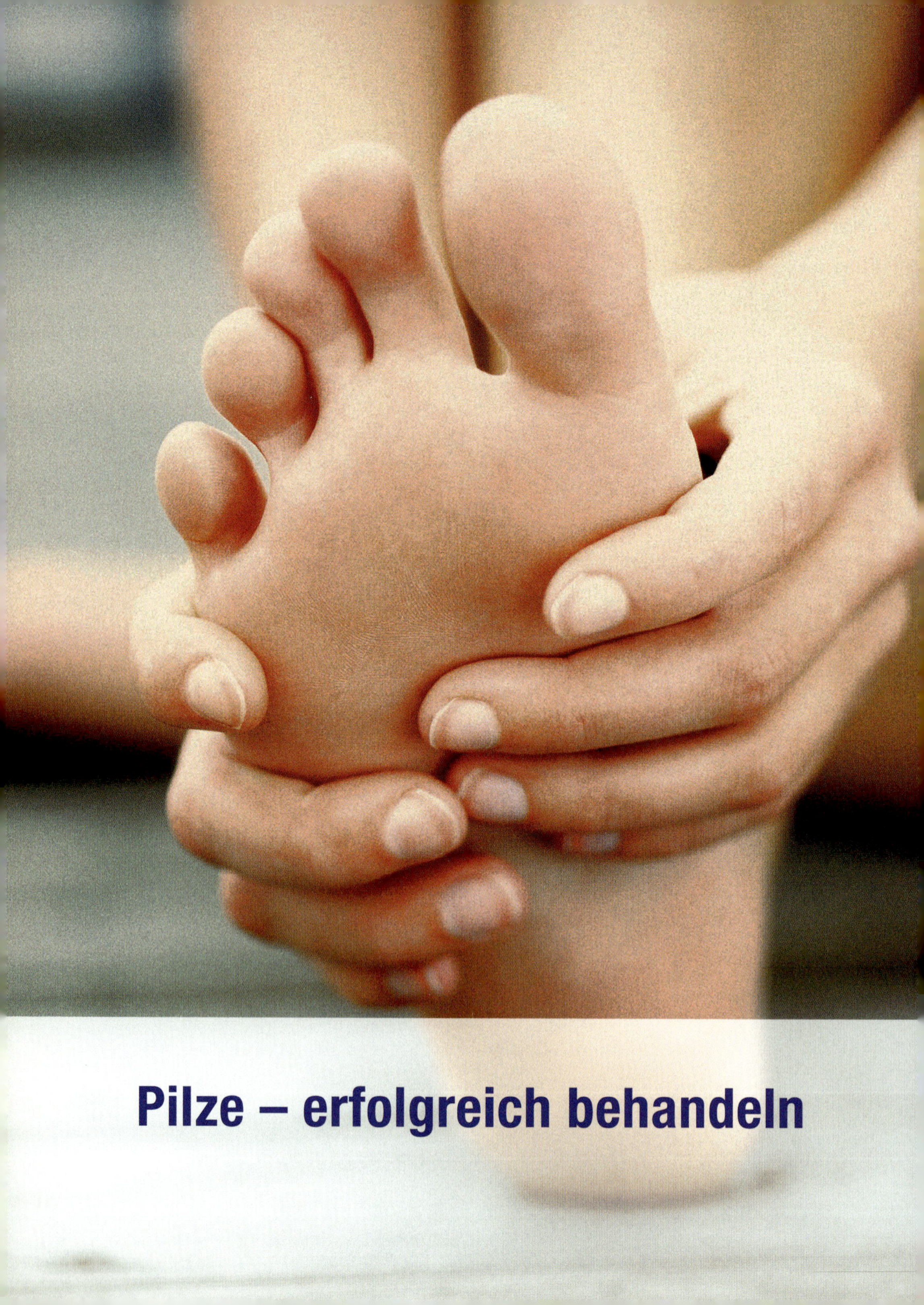

Pilze – erfolgreich behandeln

Pilze, so besagt eine alte Regel, bekommt man nicht, man »holt« sie sich. Im Grunde kann sich deshalb auch niemand vor einer Ansteckung sicher fühlen: Wer also glaubt, dass er gegen Pilzbefall immun sei, irrt sich gewaltig. Jeden kann es in jedem Alter treffen, denn Pilzerreger lauern auf Schritt und Tritt. Und zwar jede Menge: Ein pilzkranker Fuß verliert ständig hochinfektiöse Hautschuppen. Die warten nur darauf, dass jemand auf sie tritt und seine Füße zur florierenden Pilzkolonie macht. Je mehr Menschen an einem Ort barfuß laufen, desto größer ist die Ansteckungsgefahr. Wahre Minenfelder in dieser Hinsicht sind Schwimmbäder und Saunen, Teppichböden in Hotelzimmern und öffentliche Umkleidekabinen.

Pilze lauern überall

Eine europaweite Untersuchung brachte es ans Licht: Jeder dritte Bundesbürger leidet unter Fußpilz. Dass es um die bundesdeutschen Füße so schlecht steht, erstaunte selbst Fachleute. Ebenso bedenklich wie die Ergebnisse des so genannten »Achilles-Projekts« ist, dass die wenigsten der Betroffenen von dem Ungemach wissen, das zwischen ihren Zehen siedelt. Jucken und Hautrötungen an Zehen, Fußsohlen und Fußrücken wird selten mit einer Pilzerkrankung in Verbindung gebracht – die Tücke mit dem Fußpilz. Unerkannt und damit unbehandelt, kann er ungestört wachsen und gedeihen. Weshalb die »Geißel der Schwimmbäder« nicht nur im Sommer, sondern rund ums Jahr Hochsaison hat.

Schließlich wird über die mit häufigste Hautkrankheit auch leichtfertig hinweggegangen – im wahrsten Sinne des Wortes. Doch bei Fußpilz handelt es sich keineswegs um eine Bagatelle. Wen er sich einmal ausgesucht hat, den verlässt er nicht mehr so schnell. Nicht richtig behandelt, kann er sich auf die Nägel ausbreiten und ernstliche Komplikationen nach sich ziehen. Mal davon abgesehen, dass pilzverseuchte Füße alles andere als ästhetisch sind, können sie jeden Schritt zur Qual machen und anderen Hauterkrankungen den Weg ebnen: Die Pilzbesiedlung schädigt die natürliche Abwehr der Haut, wodurch Krankheitserreger leichter in tiefere Hautschichten eindringen können. Damit die unliebsamen Besucher nicht zu Dauergästen werden, lässt sich jedoch einiges tun – vor allem bereits im Vorfeld.

Tierische Überträger

Nicht nur Menschen können Pilze übertragen. Sowohl Dermatophyten als auch Hefepilze können von Tieren an uns weitergegeben werden. So können sich Pilze beispielsweise auf winzigen Hausstaubmilben festsetzen, die den Pilz zum Menschen transportieren.

Diagnose »Tinea pedes«

Fußpilzerkrankungen firmieren beim Mediziner unter Tinea pedes. »Tinea« steht dabei für eine durch Fadenpilze, so genannte Dermatophyten, verursachte Haut- oder Nagelpilzerkrankung. Der Zusatz »pedes« besagt, dass die Pilzerkrankung die Füße betrifft. Grundsätzlich werden die Pilze, die beim Menschen zu einer Pilzerkrankung, einer Mykose, führen können, in drei verschiedene Familien unterteilt: in Fadenpilze, Hefe- oder Sprosspilze sowie Schimmelpilze.

Fadenpilze

Durch sie werden die meisten Haut- und Nagelpilzerkrankungen verursacht. Fadenpilze, fachsprachlich Dermatophyten genannt, finden an der Körperoberfläche geradezu ideale Lebensbedingungen. Denn worauf sie es abgesehen haben, ist Keratin, die Hornsubstanz in Haut, Haaren und Nägeln. Darüber hinaus haben es Fadenpilze gerne feucht und warm. Entsprechend bevorzugen sie Zehenzwischenräume, Leistenbeugen, Hautfalten

und Achseln. Hier herrscht feucht-warmes »Treibhausklima«, in dem sie prächtig gedeihen und sich ausbreiten können.
Einer der wichtigsten Vertreter der Dermatophyten ist Trichophyton rubrum: Er ist für 75 Prozent aller Fußpilzerkrankungen verantwortlich. Zwar befällt er vor allem die Füße und Fußnägel, kann jedoch ohne weiteres auch andere Hautareale besiedeln.
Dazu geht der Dermatophyt sehr trickreich ans Werk, sprich unter die Haut: Er schaltet die auf ihn gezielte körpereigene Abwehr aus. Hat er sich einmal eingenistet, verhält er sich möglichst ruhig. Zunächst noch unbemerkt, kann er sich still und heimlich ausbreiten. Erst im weiteren Verlauf der Infektion kommt es dann zu starkem, äußerst lästigem Juckreiz und weiteren Symptomen.

Hefe- oder Sprosspilze

Die Candida-Familie, Hefe- oder Sprosspilze, hat zwei Gesichter. Einerseits ist sie für unseren Körper wichtig, andererseits kann sie enorm unangenehm und mitunter sogar gefährlich werden. Hefepilze gehen mit der menschlichen Haut und Schleimhaut eine Symbiose ein. In dieser Lebensgemeinschaft stellen Haut und Schleimhäute dem Pilz eine Lebensgrundlage zur Verfügung. Im Gegenzug sorgt die Candida-Besiedlung für eine intakte Abwehr von Keimen und Krankheitserregern. Übrigens finden sich Hefepilze auch in unserem Verdauungstrakt, wo sie eine Reihe wichtiger Aufgaben übernehmen.
Gerät das Miteinander von Körper und Pilzen jedoch aus der Balance, kann dies schlimme Folgen haben. Im günstigsten Fall beginnt die Haut durch die übermäßige Pilzbesiedlung zu jucken und rötet sich. Es kann aber auch zu einer Infektion der Haut, der Schleimhäute und innerer Organe kommen. Im schlimmsten Fall verursachen die Hefepilze eine den ganzen Körper umfassende Infektion, was mit erheblichen Komplikationen einhergehen kann.

Hefepilze sind für unseren Körper wichtig. Vermehren sie sich allerdings zu stark, können sie unangenehm und sogar gefährlich werden.

Schimmelpilze

Natürlich verschimmelt ein Mensch nicht wie altes Brot, doch Schimmelpilze können durchaus gefährlich für uns werden. Besonders, wenn die Immunabwehr durch einen geschwächten Allgemeinzustand nicht mehr ausreichend Schlagkraft hat: Dann befallen Schimmelpilze Haut, Haare, Nägel oder innere Organe und können hier erhebliche Entzündungen verursachen.

Bei einem geschwächten Immunsystem können Schimmelpilze gefährlich werden.

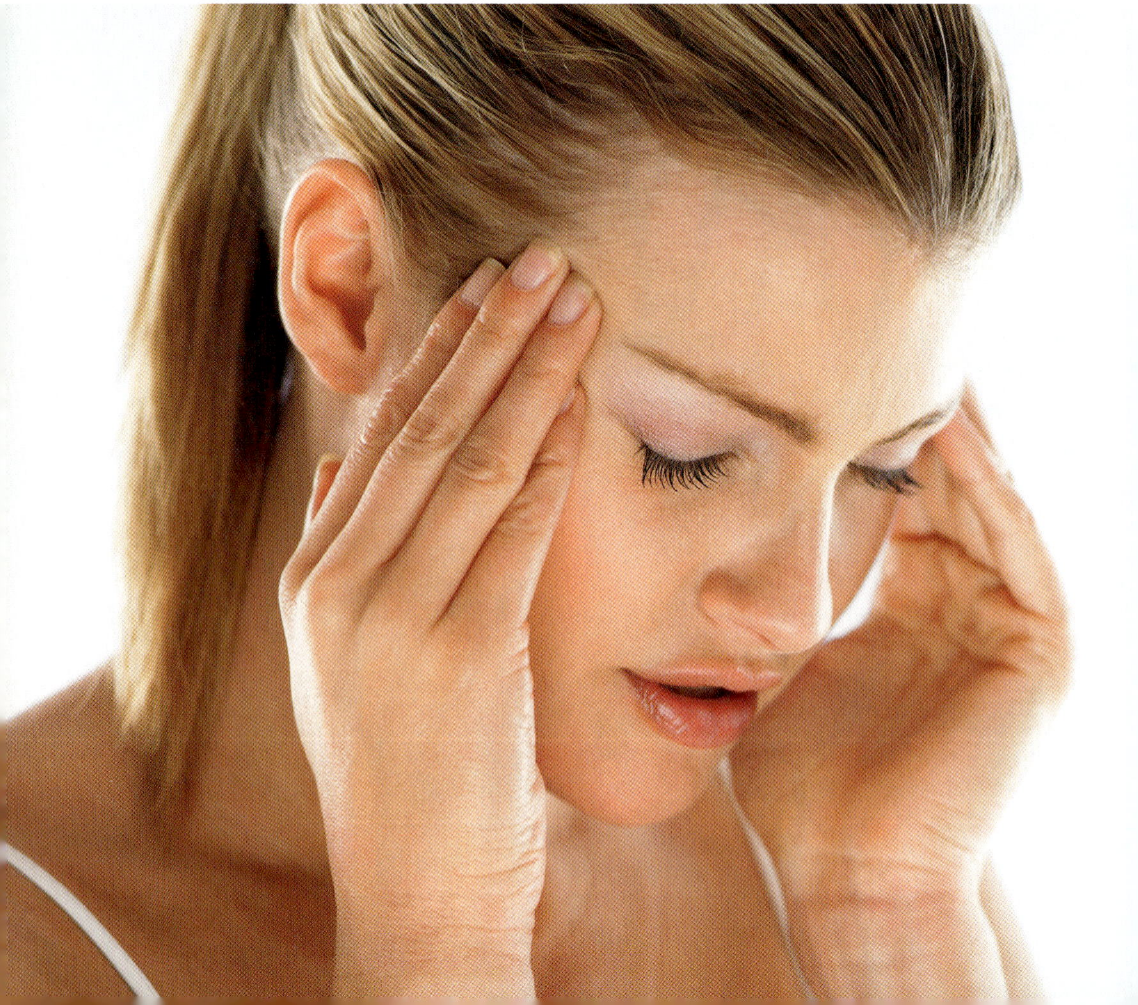

So fasst der Pilz Fuß

Die Haut an den Füßen weist einige Besonderheiten im Vergleich zum restlichen Körper auf: Die einzelnen Hautschichten sind sehr dünn. In der Lederhaut sind meist keine Haarwurzeln, dafür umso mehr Schweißdrüsen eingebettet. Außerdem sind die Füße eine Region, in der wenig Fettzellen in die Unterhaut eingelagert werden. Für die Haut der Füße ist deshalb ein intakter Säureschutzmantel umso wichtiger, weil höchste Anforderungen an dessen Schutzfunktion gestellt werden. Moderne Kleidung und übertriebene Hygiene schaffen allerdings ideale Pilzbrutstätten. So unterbinden Socken und Strümpfe aus synthetischen Fasern die Hautatmung und saugen den Schweiß nicht auf. Er bleibt vielmehr auf der Haut stehen und sorgt für ein feuchtes »Treibhausklima«. Unter derart günstigen Bedingungen können sich schädliche Mikroorganismen und Pilze nicht nur ansiedeln, sondern auch ungehindert vermehren.

Dazu sorgt enges Schuhwerk dafür, dass empfindliche Hautstellen wund gerieben werden, die dann eine ideale Angriffsfläche für Pilzinfektionen sind. Was auf diese Weise heil geblieben ist, wird mit synthetischen Seifen und Duschgels, mit Badezusätzen, Sprays und Duftlotions großflächig ruiniert. Denn die darin enthaltenen Substanzen greifen den Säure- und Fettmantel der Haut an und setzen damit ihre Schutzwirkung herab.

Die raffinierten Strategien der Pilze

Klein, aber oho! Um sich in Haut und Nägeln ansiedeln zu können, bedienen sich Pilze ausgeklügelter Strategien. So können einige Dermatophyten den Säureschutzmantel der Haut ganz gezielt schädigen. Andere hingegen verfügen über spezielle Haftorgane, die ihnen eine besondere Anbindung an Hautzellen ermöglicht. Manche Hefepilzarten haben sich wiederum auf ganz besondere Manöver verlegt: Sie tarnen sich als körpereigene Zellen und umgehen so die Schranken des menschlichen Abwehrsystems.

Zugegeben, ganz so einfach haben es die Dermatophyten auch wieder nicht. Einer gesunden Haut können Pilzsporen in der Regel nichts anhaben. Denn Schutzbakterien auf Haut und Schleimhäuten, ebenso wie der Säureschutzmantel der Haut, sorgen dafür, dass Pilze erst gar nicht in die Haut eindringen können: Sie werden unverzüglich vernichtet. Sollte es einem Übeltäter dennoch gelingen, die Wachsysteme der Haut zu überlisten, bekommt er es mit dem körpereigenen Abwehrsystem zu tun. Dieses greift ihn umgehend an und vernichtet ihn.

INFO

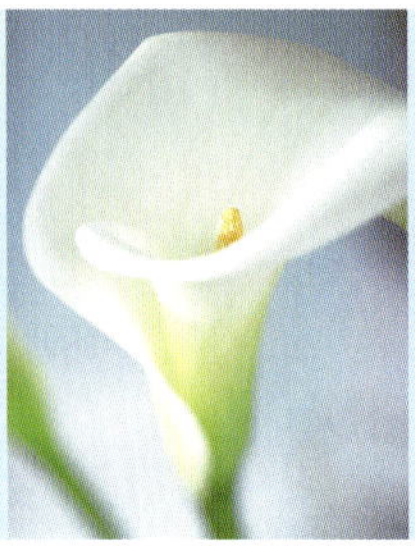

Die gefährlichsten Ansteckungsquellen: Desinfektionsanlagen ganzes Umfeld; Schwimmbäder überall; Saunen besonders Boden und Sitzbänke; Sonnenstudios besonders Boden und Bräunungsgeräte; Fitness-Studios Halle, Umkleidekabinen, Duschen; Umkleidekabinen in Sportanlagen besonders Boden und Abstellbänke; Hotelzimmer besonders Teppichboden, Dusch- bzw. Badewanne und Bettvorleger; Handtücher; Hautscheren und Nagelfeilen.

Ist die Haut jedoch geschädigt oder das Immunsystem geschwächt, sind dem Pilz Tür und Tor geöffnet – eine Einladung, die er freudig annimmt. Hat sich der Pilz erst einmal breit gemacht, beginnt er unverzüglich mit seinem schädlichen Wirken: Mittels spezieller Enyzme greift er den Säureschutzmantel der Haut an und dringt mit seinen Zellfäden, den Hyphen, in die Oberhaut ein. Diese bilden dort das so genannte Mycel. Da sich die Epidermis ständig erneuert und durch den Pilzbefall angeregt wird, dies noch schneller zu tun, werden sehr viele abgestorbene Hautschuppen von der Oberhaut des befallenen Fußes abgestoßen. Diese Hauptschuppen bilden für die Pilze weiterhin einen idealen Lebensraum. In ihnen können sie tage-, ja sogar wochenlang überleben, bis ein neuer, ahnungsloser Wirt auf sie tritt. Weil ein Mycel die Angewohnheit hat, seinen ganzen Lebensraum vollständig zu durchdringen, beschränkt sich der Fußpilz nicht auf einzelne Hautareale des Fußes, sondern breitet sich in der gesamten Epidermis aus. Wird er nicht bemerkt und bekämpft, kann er auch die Nagelhaut und die Fußnägel befallen.

Ansteckungsherde allerorten

Das Wichtigste vorweg: Sicher ist, dass kaum ein Ort sicher ist. Die Ansteckunggefahr ist zwar dort am höchsten, wo viele Menschen barfuß laufen – beispielsweise im Sonnenstudio oder im Schwimmbad. Pilzsporen sitzen aber auch in Teppichböden von Hotelzimmern, auf dem Holz der Saunabank und in der Umkleidekabine vom Sportverein. Ebenso kann bei Ihnen zu Hause eine Spore darauf lauern, dass Sie unachtsam auf sie treten und Ihre Füße zur florierenden Pilzkolonie werden. Bereits ein Pilzträger genügt, um die gesamte Familie anzustecken: Pro Schritt verliert ein pilzkranker Fuß an die fünfzig hoch infektiöse Hautschuppen. Gut gemeinte Einrichtungen zum Schutz der Füße sind die gefährlichsten Ansteckungsorte überhaupt. Desinfektionsanlagen haben wahrscheinlich noch niemals auch nur einen Menschen vor Fußpilz bewahrt. Denn der Chemiecocktail aus der Düse kann binnen der wenigen Sekunden, in denen er Ihre Füße benetzt, so gut wie nichts ausrichten. Dazu benötigen die Pilzschutzmittel mindestens fünf Minuten Wirkzeit.
Gesichert ist heute auch, dass Desinfektionsanlagen gesundheitlich bedenklich sind. Die meisten Sprays enthalten Aldehyde – Substanzen, von denen bekannt ist, dass sie Allergien auslösen können. Zudem verändern sie die natürliche Hautflora und deren Schutzmantel – dadurch haben die Pilze besonders leichtes Spiel. Eine denkbar schlechte Bilanz also: null Schutz bei stark erhöhtem Risiko. Machen Sie deshalb um Desinfektionsanlagen in Zukunft einen weiten Bogen.

Füße weg!

Leider lauern die Pilze oft genau da, wo keiner daran denkt. Handtücher und Waschlappen beispielsweise bieten ihnen einen wunderbaren Lebensraum. Daraus können Sie Pilze nur vertreiben, wenn Sie die Wäsche mit mindestens sechzig Grad waschen. Das trifft auch für Bettwäsche zu. Im Bett fühlt sich nicht nur der Mensch, sondern auch der Pilz wohl. Aber auch Hautscheren, die alle Familienmitglieder gemeinsam benutzen, sind eine ebenso sichere wie gefährliche Ansteckungsquelle: Bereits kleine Verletzungen mit der infizierten Schere öffnen den Pilzen Tür und Tor, um in tiefere Hautschichten einzudringen.

Keine Panik!

Bevor Sie nun allerorten Pilzsporen befürchten, die Sie infizieren könnten – hier die Entwarnung: Eine infizierte Hautschuppe macht noch keinen Fußpilz. Andernfalls gäbe es keinen pilzfreien Fuß in ganz Deutschland. Schließlich gelingt es niemandem, den Kontakt mit infizierten Hautzellen komplett zu vermeiden. Wenn Sie auf pilzinfizierte Hautschuppen treten, ist das mithin nicht weiter tragisch. Wichtig ist, so selten wie möglich mit Fußpilzen in Kontakt zu kommen und sich so gut wie möglich zu schützen.

Manche Menschen sind stärker gefährdet

Mit den Jahren steigt ganz generell die Gefahr für eine Pilzerkrankung: Bei älteren Menschen kommen mehrere Risikofaktoren zusammen, die sie anfälliger für eine Infektion machen. Die Durchblutung ist meist schlechter, weil sie sich nicht mehr so viel bewegen. Bei vielen ist das Immunsystem geschwächt, weil sie an zahlreichen Erkrankungen leiden und Medikamente einnehmen müssen.

Einige Menschen tragen jedoch unabhängig vom Alter ein erhöhtes Risiko für eine Pilzinfektion. Dazu gehören besonders all jene, die an Durchblutungsstörungen leiden – sei es durch Diabetes mellitus oder aufgrund einer Herzerkrankung. Denn bei Menschen mit Durchblutungsstörungen sind die Füße meist feuchtkalt, und daraus entsteht schneller jenes Treibhausklima,

das Pilze zum Ansiedeln benötigen. Diabetiker sind auch deshalb stärker pilzgefährdet, weil sie durch ihre Krankheit einen erhöhten Blutzuckerspiegel haben – und Pilze lieben nun einmal Zucker. Weshalb bei Pilzerkrankungen, auch solchen im Darmtrakt, eine zuckerarme Ernährung empfohlen wird.
Wer Medikamente einnehmen muss, die das Immunsystem unterdrücken, hat ebenfalls ein erhöhtes Pilzrisiko. Zu diesen so genannten Immunsuppressiva gehören vor allem Antibiotika, Kortison und Arzneimittel, die bei einer Krebsbehandlung eingesetzt werden. Deshalb erkranken beispielsweise Asthmatiker oder Rheumatiker, die ständig mit Kortison behandelt werden, häufiger an Pilzinfektionen als gesunde Menschen.
Was weiterhin anfälliger für Pilze macht, sind Fußfehlstellungen: Hammerzeh, Senk-, Spreiz- und Plattfüße machen den Füßen Tag für Tag enorm zu schaffen und reduzieren ihre Abwehrkraft. Wie im Achilles-Projekt festgestellt wurde, haben Menschen mit einer Fußfehlstellung häufiger als andere eine Fuß- und Nagelpilzerkrankung.

Risikogruppe Sportler

Übrigens gehören auch Sportler zu den Pilzgefährdeten. Bei ihnen fallen Durchblutungsstörungen oder schwaches Immunsystem als potenzielles Risiko meist weg, dafür sind sie anderen Gefahren ausgesetzt. Zum einen kommen Menschen, die viel Sport treiben, in Vereinen engagiert sind und an Wettkämpfen teilnehmen, intensiver mit anderen – potenziellen Pilzüberträgern – in Kontakt: In Gemeinschaftsduschen und Umkleidekabinen warten besonders viele Pilze auf einen neuen Wirt. Zum anderen sorgt das Tragen eines Sportschuhs für pilzfreundliche Bedingungen: Durch die beim Sport erhöhte Schweißabsonderung haben Pilze auf der aufgeweichten Haut ein leichteres Spiel. Das erklärt auch, weshalb unter einigen Berufsgruppen, wie Bauarbeitern oder Bergleuten, Fuß- und Nagelpilz häufiger auftreten: Sie müssen ihre Füße täglich in feste Schuhe zwängen.

Selbstuntersuchung

Um herauszufinden, ob Sie vielleicht an einer Fußpilzerkrankung leiden, müssen Sie sich zunächst einmal Ihre Füße ganz genau ansehen. Zwar sind Fußpilze viel zu klein, um sie mit bloßem Auge zu erkennen. Aber Sie können eine Pilzinfektion an den Symptomen erkennen, die von ihr verursacht werden.

So erkennen Sie Fußpilz

Wenn sich ein Fußpilz bei Ihnen eingenistet hat, spüren Sie als Erstes einen hartnäckigen Juckreiz. Er ist das typischste Symptom von Pilzerkrankungen der Haut – nicht nur jener der Füße. Allerdings lässt der Juckreiz bei vielen Betroffenen mit der Zeit wieder nach, so dass er nur als ein erster, ernster Hinweis verstanden werden kann. Achten Sie darüber hinaus also auch besonders darauf, wie die Haut in den Zehenzwischenräumen und an der Fußsohle aussieht. Bei Fußpilzinfektionen mit Dermatophyten bilden sich gerötete und schuppende Stellen auf der Haut, die meist einen scharf begrenzten roten Rand haben. Wird der Pilzbefall

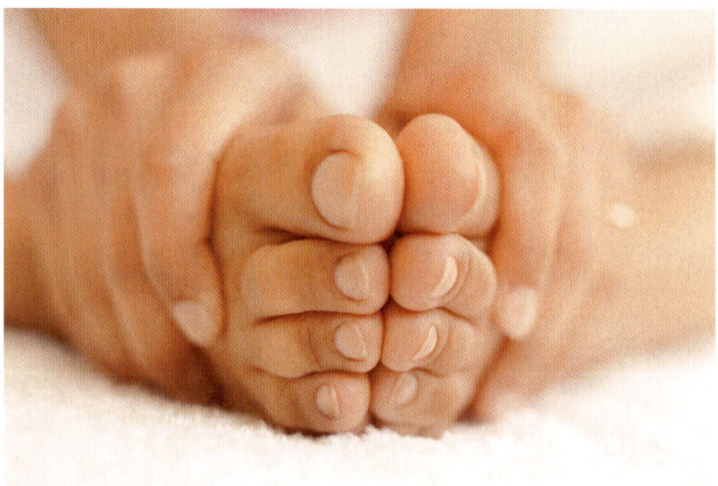

Achten Sie stets auf die Gesundheit Ihrer Füße.

nichtbehandelt, dehnt sich die Pilzinfektion im weiteren Verlauf kontinuierlich aus. Der Rand der infizierten Hautfläche tritt meist etwas dunkler hervor, und es können sich dort kleine Pusteln oder Bläschen bilden. In schweren Fällen kann es zu dicken Schrunden und Einrissen, so genannten Rhagaden, kommen.
Ihren Ausgang nimmt eine Hautpilzinfektion der Füße in der Regel zwischen den Zehen. Denn in den Zehenzwischenräumen bilden sich schnell kleine feuchte Kammern, die dem Pilz optimale Lebensbedingungen verschaffen. Ganz besonders liebt der Fußpilz den Zwischenraum zwischen viertem und fünftem Zeh.

Symptome eines Fußpilzbefalls

- Jucken, Rötung und Schuppung der Haut; besonders zwischen den Zehen, aber auch am Fußrand
- dunkler Rand um die rote, gereizte Haut
- Pusteln oder Bläschen im Randbereich
- Einrisse in der Haut

So erkennen Sie Nagelpilz

Eine Infektion des Fußnagels, eine so genannte Onychomykose, ist meist von Dermatophyten, vor allem Trichophyton rubrum, verursacht. Ganz selten stecken Candida oder Schimmelpilze dahinter. Die Infektion ist sehr häufig die Folge einer Fußpilzerkrankung, aber auch Ansteckung kann vorkommen.
Der Pilzbefall beginnt meist am vorderen Rand des Nagels und breitet sich dann über die gesamte Nagelplatte aus. Die Nagelsubstanz, das Keratin, wird dabei langsam aufgelöst, und es bilden sich luftgefüllte Hohlräume. Diese werden als weiße Streifen oder Flecken sichtbar. Der befallene Nagelbereich verfärbt sich weißlich bis gelb-braun und verdickt sich. Im weiteren Verlauf werden die Nägel rau, brüchig bis krümelig. Dann lockert sich die Nagelplatte, und der Nagel hebt sich sogar teilweise vom Nagelbett ab.

Nagelpilze dringen ins Innere der Nägel vor, wodurch es zu einer starken Schuppen- und Hornhautbildung unter dem erkrankten Nagel kommt. Meist wird auch das Nagelbett, auf dem der Nagel ruht, in Mitleidenschaft gezogen. Was zur Folge hat, dass der sich neu bildende Nagel ebenfalls sofort wieder infiziert wird. Ebenso können benachbarte Fußnägel flugs infiziert werden.

Symptome eines Nagelpilzbefalls

- Brüchigkeit und Abspaltung einzelner Nagelschichten,
- weiße Streifen oder Flecken
- Verfärbung (weißlich bis gelblich-braun)
- Verdickung der Nagelplatte
- entzündetes Nagelbett

Eine Onychomykose sieht nicht nur abstoßend aus. Sie kann auch sehr schmerzhaft sein und die Funktion des betroffenen Fußes stark einschränken. Was den Nagelpilz zudem so lästig macht, ist seine Hartnäckigkeit. Er hält sich zwischen den Nagelschichten derart gut versteckt, dass die Medikamente und Mittel, die ihn bekämpfen sollen, gar nicht bis zu ihm vordringen können.

INFO

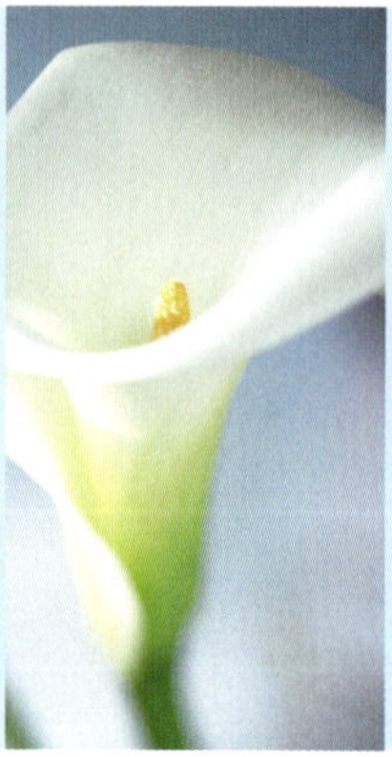

Wenn Sie die genannten Symptome an Ihren Füßen oder Fußnägeln bemerken, suchen Sie umgehend einen Hautarzt auf. Denn für eine eindeutige Identifikation einer Pilzerkrankung reichen diese Merkmale noch nicht aus – das kann nur der Fachmann. So wird von medizinischen Laien beispielsweise häufig eine Schuppenflechte mit einer Pilzerkrankung verwechselt. Und natürlich nutzen dann auch die besten Antipilzmittel nichts. Deshalb: Erst zum Arzt und dann zur Apotheke.
Zudem können hundert verschiedene Pilzarten die Ursache für Ihre Fußpilz- und Nagelpilzerkrankung sein. Kann der Pilz durch den Arzt identifiziert werden, lässt er sich gezielt durch ein Medikament bekämpfen, das speziell gegen ihn entwickelt wurde.

Pilz-Check

Anhand der folgenden Fragen können Sie prüfen, ob Sie ein erhöhtes Risiko für Fuß- oder Nagelpilz haben oder gar bereits daran erkrankt sind.

	Frage	ja	nein
1	Juckt es Sie des Öfteren zwischen den Zehen oder an der Fußsohle?	■	■
2	Ist die Haut Ihres Fußes an einer oder mehreren Stellen gerötet und besonders trocken?	■	■
3	Schuppt sich Ihre Haut zwischen den Zehen manchmal?	■	■
4	Zeigt Ihre Fußsohle am Rand kleine Risse?	■	■
5	Hat einer Ihrer Zehennägel eine andere Farbe als die übrigen?	■	■
6	Haben Sie brüchige Zehennägel?	■	■
7	Haben Sie den Eindruck, dass einige Zehennägel dicker sind als andere?	■	■
8	Tragen Sie häufig Turnschuhe oder Stiefel?	■	■
9	Gehen sie gerne ins Schwimmbad, ins Solarium oder in die Sauna?	■	■
10	Hatte in Ihrer Familie schon einmal jemand Fußpilz?	■	■
11	Wurde bei Ihnen eine Fußfehlstellung festgestellt?	■	■
12	Neigen Sie zu Hühneraugen, Druckstellen oder anderen Verletzungen an den Füßen?	■	■
13	Haben Sie oft kalte, feuchte Füße?	■	■
14	Leiden Sie an Diabetes oder Durchblutungsstörungen?	■	■
15	Müssen Sie Kortison einnehmen?	■	■
16	Sind Sie älter als 60 Jahre?	■	■

Auswertung

Wenn Sie **Frage 1** mit »ja« beantwortet haben: Juckreiz an den Füßen ist ein ernst zu nehmendes Alarmzeichen. Irgendetwas stimmt mit Ihren Füßen nicht. Vielleicht ist die Haut nur gereizt, aber es könnte auch Fußpilz sein.

Wenn Sie **Frage 2, 3 und/oder 4** mit »ja« beantwortet haben: Die Wahrscheinlichkeit, dass Sie einen Fußpilz haben, ist sehr hoch. Sie sollten unbedingt einen Arzt zur weiteren Abklärung aufsuchen.

Wenn Sie **Frage 5, 6 und/oder 7** mit »ja« beantwortet haben: Die Wahrscheinlichkeit, dass Sie einen Nagelpilz haben, ist sehr hoch. Sie sollten unbedingt einen Arzt konsultieren und ihm Ihr Problem schildern.

Fragen 8–16: Je häufiger Sie mit »ja« geantwortet haben, desto höher ist Ihr Fußpilz- und Nagelpilzrisiko. Bereits ab zwei »Ja«-Antworten sollten Sie täglich Ihre Füße kontrollieren und Vorbeugemaßnahmen ergreifen.

Keine Bagatelle

Pilzerkrankungen sind zwar nicht lebensbedrohlich. Manche Menschen merken noch nicht einmal, wenn sie einen Fußpilz haben, und laufen jahrelang damit herum. Bei anderen hingegen machen sich die lästigen Mitbewohner sehr deutlich durch eine unansehnliche und juckende Haut bemerkbar.

Pilzinfektionen können auch richtig schmerzhaft werden und jeden Schritt zur Qual machen – alles andere also als eine Bagatelle, zumal sie auch anderen Erkrankungen den Weg ebnen können. Denn durch ihre Besiedlung schädigen Pilze den Schutzmantel der Haut und reizen die Epidermis. In der Folge können Krankheitserreger wie Bakterien und Viren leichter in tiefere Hautschichten eindringen und dort einigen Schaden anrichten. Ebenso wie die Pilze selbst: Manche stoßen bis tief in das Unterhautgewebe vor und können eitrige Infektionen mit unheilbarem Haarverlust verursachen. Siedeln sich Hautpilze am Auge an, kann das in schweren Fällen zu Blindheit führen.

Auch wenn er »Fußpilz« heißt: Dieser Pilz kann jeden Bereich des Körpers befallen.

Was zudem oft vergessen und deshalb kaum beachtet wird: Der »Fußpilz« heißt so, weil er besonders gern den Fuß befällt. Doch grundsätzlich ist sein Wirkungskreis unbegrenzt – sprich, er kann sich an jedem Bereich des Körpers ansiedeln. Wer einen Pilz an den Füßen hat, trägt meist selbst dazu bei, diesen an andere Körperstellen zu übertragen. Häufig genügt hierzu bereits, die juckenden Füße mit den bloßen Händen zu kratzen. Dabei können ansteckungsfähige Pilzteile unter den Fingernagel und von dort ins Gesicht gelangen. Ein weiterer beliebter Transportweg sind pilzverseuchte Handtücher. Wer sich mit einem solchen abtrocknet, verhilft dem Pilz problemlos beispielsweise zu den Ohren oder zum Hals.

Schädliche Reflexe

An den Fußsohlen liegen zahlreiche Nervenendungen. Werden diese Reflexzonen gereizt, lassen sich Impulse an zugehörige Organe weiterleiten. Bewusst und richtig ausgeführt, können auf diese Weise sogar Krankheiten behandelt werden – das Wirkprinzip der Fußreflexzonenmassage. Auch Fußpilze rufen Reizungen hervor. Nur leider sind sie keine ausgebildeten Therapeuten für Reflexzonenmassage – sie reizen einfach dort, wo sie sich angesiedelt haben. Dies kann dazu führen, dass der gesamte Körper durch die Weiterleitung »falscher« Reize geschwächt und sogar krank werden kann.

Nehmen Sie Pilzen den Boden

Gegen Pilzbefall lässt sich etwas unternehmen. Die mit beste Strategie gegen eine Pilzinfektion ist Vorbeugung.

»Feindkontakt« vermeiden

Wo viele Menschen barfuß gehen, gehen Sie niemals barfuß. In öffentlichen Bädern und Saunen sind Badeschlappen erste Pflicht. Das Gleiche gilt für Hotelzimmer. Hotels der gehobenen Klasse bieten ihren Gästen meist ohnehin kostenlose Frotteeschlappen zur Benutzung an. Dennoch sollten Sie auf Nummer sicher gehen und bei Reisen immer ein Paar Badeschuhe im Gepack haben.

Doch nicht nur in der Öffentlichkeit ist Vorsicht geboten. Leihen Sie sich auch niemals Schlitt-, Ski- oder Wanderschuhe, Gummistiefel oder Skater bei öffentlichen Verleihern, auch nicht von Bekannten. Benutzen Sie keine Handtücher oder Strümpfe, die andere schon vor Ihnen benutzt haben. Diese müssen nicht, können aber pilzverseucht sein.

Gut abtrocknen

Wie die meisten Menschen, sind wahrscheinlich auch Sie der Ansicht, dass Sie Ihre Füße gut abtrocknen. Leider stimmt das nicht unbedingt. Denn der Durchschnittsbürger benutzt nach dem Duschen oder Baden meist nur ein Handtuch und trocknet sich damit von oben nach unten ab. Mit dem nun schon feuchten

Handtuch werden dann noch schnell Beine und Füße abgetrocknet – vermeintlich. Benutzen Sie für die Füße besser immer ein eigenes, trockenes Handtuch zum Abtrocknen. Nur so kann der Fuß wirklich trocken werden.

Ein separates Fußhandtuch hat noch einen weiteren großen Vorteil: Wenn Sie, ohne es zu bemerken, an Fußpilz leiden, wird dieser nicht mit dem Handtuch zu anderen Körperteilen transportiert.

Sehr wichtig ist gründliches Abtrocknen mit einem eigenen Fußhandtuch vor allem nach dem Schwimmbad- oder Saunabesuch. Denn in die feuchte, aufgeweichte Haut kann ein Pilz besonders gut eindringen. Am allerbesten ist es, wenn Sie die Füße nicht nur gut abtrocknen, sondern die Zehenzwischenräume zusätzlich mit einem Fön trocken fönen.

Füße warm halten

Zur wirksamen Pilzabwehr ist es nicht nur wichtig, die Füße trocken, sondern vor allem sie auch immer warm zu halten. Kalte Füße sind meist die Folge einer schlechten Durchblutung und einer entsprechend mangelhaften Versorgung der Haut. Damit nimmt ihre Abwehrkraft ab, was noch bessere Rahmenbedingungen für eine Pilzbesiedlung schafft.

Was den Pilzen Beine macht

- Wechselbäder und -duschen, wie auch Schenkelgüsse, regen die Durchblutung der Füße an und machen müde Beine wieder munter.
- Laufen Sie öfter im Freien barfuß. Ein Marsch durch feuchte Wiesen – bekannt als Tautreten – durchblutet die Füße, dämpft deren Schweißbildung und stärkt die Abwehrkräfte.
- Laufen Sie, sofern es Raumtemperatur oder Fußbodenheizung erlaubt, in Socken oder im Sommer mit bloßen Füßen herum. So massieren

Sie während des Gehens die Nerven an der Unterseite der Füße und sorgen dafür, dass diese gut durchblutet bleiben.

- Vermeiden Sie langes Sitzen, denn dies behindert die Durchblutung der Füße. Stehen Sie öfter einmal auf und gehen Sie ein wenig im Raum umher. Das ist nicht nur gut für die Durchblutung, sondern auch für Ihren Rücken.
- Bekanntermaßen wenig zuträglich ist Sitzen mit übereinander geschlagenen Beinen. Auch im Hinblick auf eine schlechte Durchblutung und, in der Folge, erhöhter Pilzgefahr also möglichst zu vermeiden.
- Sorgen Sie für mehr Bewegung – auch unter dem Aspekt der Pilzabwehr eine umfassende Medizin. Zudem bauen Sie Stress ab und stärken Ihr Immunsystem, was beides ebenfalls das Risiko einer Pilzerkrankung senkt.
- Auch wenn es Ihnen antiquiert erscheinen mag: Ein beheizter Fußsack hält Ihre Füße mollig warm, wenn Sie einmal lange sitzen müssen.
- Gewöhnen Sie sich an, regelmäßig Fußgymnastik zu machen.
- Jede Zigarette senkt die Körpertemperatur, besonders in weiter vom Herzen abgelegenen Körperzonen wie den Füßen. Als Raucher müssen Sie sich also noch intensiver der Förderung der Durchblutung widmen.
- Koffein macht nicht nur wach, sondern verschlechtert leider auch die Durchblutung von Händen und Füßen. Wer ein Freund des Kaffeegenusses ist, sollte daran denken.
- Übergewicht und erhöhte Cholesterinwerte treiben die Durchblutung nach unten. Jedes Kilo weniger verbessert die Durchblutung – ein weiterer guter Grund, etwaigen überschüssigen Pfunden zu Leibe zu rücken.
- Vergewissern Sie sich, wenn Sie an einer Erkrankung wie Diabetes leiden, dass Ihre Erkrankung richtig behandelt wird. Was eigentlich selbstverständlich scheint, ist es jedoch leider nicht immer. Gerade Diabetiker haben oft einen so genannten »schlecht eingestellten Zucker« und damit ein erhöhtes Risiko für Pilzerkrankungen.

Immunsystem stärken

Starke Abwehrkräfte sind unerlässlich, um den Pilzen dauerhaft Paroli zu bieten. Schließlich ist das Immunsystem dazu da, den Körper vor krank machenden Erregern wie Bakterien, Viren und eben auch Pilzen zu schützen. Dieser Aufgabe kann allerdings nur ein Abwehrsystem nachkommen, das mit voller Leistungskraft arbeitet. Ist diese jedoch eingeschränkt oder überfordert, lässt die Schlagkraft gegen Angreifer nach. Die körpereigenen Abwehrkräfte sind dann nicht mehr in der Lage, die allseits drohenden Erreger zu bekämpfen. Und diese Chance nützt der Pilz sofort aus. Vor allem bei jenen Menschen, die eine angeborene Neigung dazu haben, an Fußpilz zu erkranken.

Mit Barfußlaufen unterstützen Sie gezielt die Gesundheit Ihrer Füße.

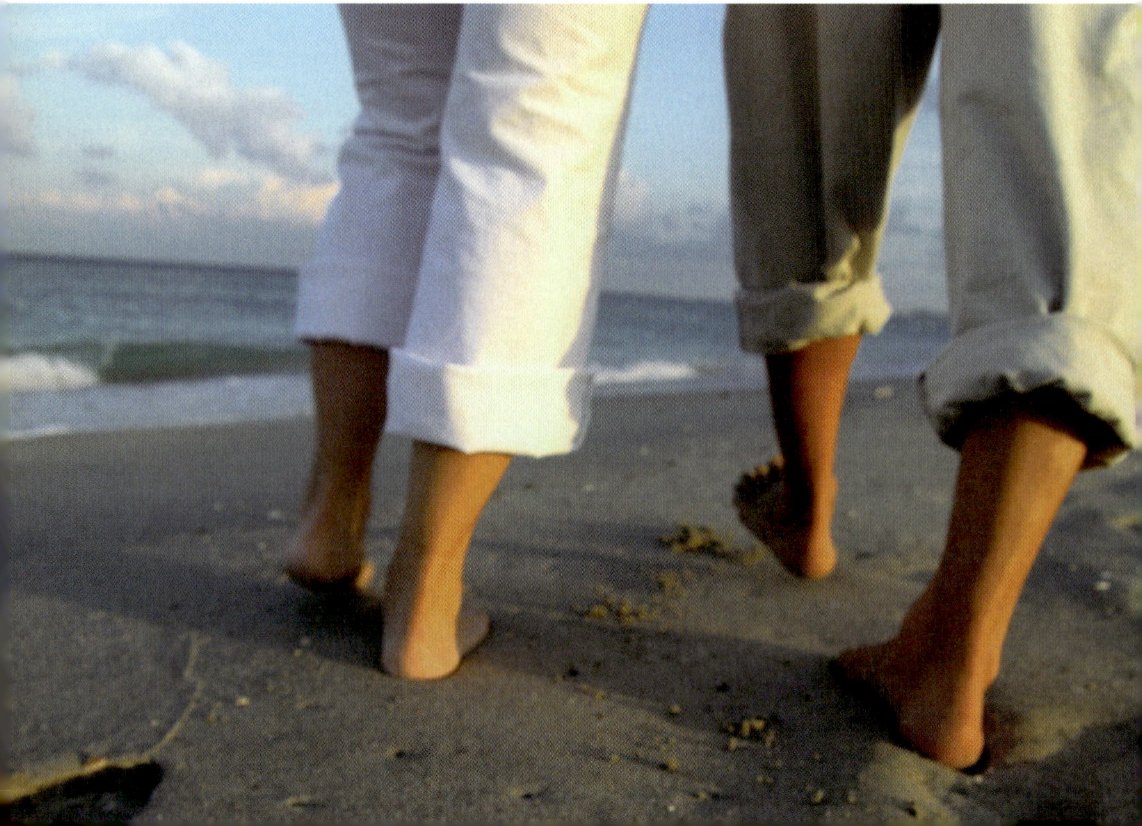

Auch bei älteren Menschen, deren Immunsystem bereits durch Medikamente oder durch eine chronische Erkrankung geschwächt ist, schlagen Pilze schneller zu.
Wie Sie die körpereigenen Schutztruppen unterstützen können, lesen Sie ab Seite 22.

Dauerhaft unbepilzt

Sind Sie zum unfreiwilligen Gastgeber von Trichophyton oder einem seiner Kollegen geworden, stehen Ihnen eine Reihe von Strategien zur Verfügung, ihn wieder loszuwerden. Welche Sie wählen, richtet sich nach dem Ausmaß der Infektion.
In deren Anfangsstadium genügt es meist, die betroffenen Hautregionen zwischen den Zehen zu behandeln. Hat sich der Pilz jedoch bereits auf den gesamten Fuß und möglicherweise auch die Nägel ausgebreitet, müssen »stärkere Geschütze« aufgefahren werden. Dann ist häufig die Einnahme von Präparaten erforderlich, die den Pilz auch von innen bekämpfen. Sie sind allerdings nur gegen Rezept in der Apotheke erhältlich und müssen mithin vom Arzt verschrieben werden. Dieser überwacht auch den Verlauf der Behandlung, da bei diesen Medikamenten Nebenwirkungen auftreten können.
Eine Behandlung unter ärztlicher Regie kann auch bei sehr starkem oder über Jahre hinweg unbehandeltem Pilzbefall erforderlich werden. Ebenso ist eine Nagelpilzerkrankung fast immer ein Fall für den medizinischen Profi, da wesentlich schwieriger zu therapieren als ein Fußpilz.

Je eher, desto wirksamer

Selbst wenn Sie noch keinen Juckreiz oder gar Schmerzen verspüren, sondern lediglich Veränderungen an der Haut in den Zehenzwischenräumen bemerken – starten Sie die Pilzbekämpfung. Nur durch schnelles Eingreifen können Sie einen noch im Anfangsstadium befindlichen Fußpilz daran hindern, weiter Fuß zu fassen, sich von den Zehen aus weiter über den ganzen Fuß auszubreiten und in Ihren Fußnägeln festzusetzen. Obwohl also eine schnelle Behandlung unerlässlich ist, unternehmen viele Betroffene nichts gegen ihren Fußpilzbefall. Vielmehr laufen sie jahrelang unbemerkt als potenzielle Ansteckungsgefahr herum. Zugleich setzen sie sich selbst einer Gefahr aus. Eine unbehandelte Fußpilzinfektion bleibt nicht ohne Folgen.

INFO

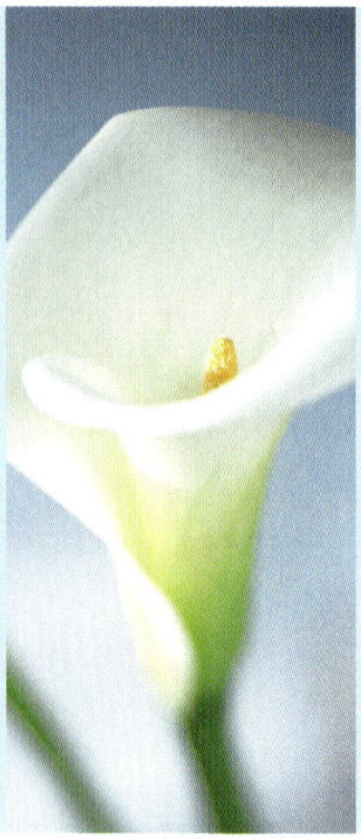

Bei Verdacht auf eine Pilzerkrankung sollten Sie sich einem Arzt, Ihrem Haus- oder einem Hautarzt, anvertrauen.
Zwar gibt es in der Apotheke rezeptfreie Antipilzmittel zu kaufen und auch sehr wirkungsvolle Naturheilmittel zur Pilzbekämpfung. Wesentlich sinn- und wirkungsvoller ist es jedoch zu wissen, was genau Sie eigentlich behandeln wollen. Denn nicht alles, was wie Fußpilz aussieht, ist auch einer. Zahlreiche andere Erkrankungen gehen mit den gleichen oder ähnlichen Symptome einher. So entpuppt sich der vermeintliche Pilz mitunter als Schuppenflechte oder Ekzem. Dann können Sie Antipilzmittel anwenden, so lange Sie wollen – sie werden nichts nützen. Vielmehr können diese Medikamente dem kranken Fuß eher noch Schaden zufügen, da diese Erkrankungen ganz anders behandelt werden müssen. Ihr erster Weg sollte Sie mithin zum Arzt führen. Er kann Ihnen die medizinische Hilfe gewähren, die Sie benötigen und die Ihnen zusteht.

Antimykotika – Arzneimittel gegen Pilze

In der Regel wird durch spezielle Arzneimittel gegen die Pilzinfektion vorgegangen. Zur Anwendung kommen dabei Wirkstoffe, die eigens auf die Bekämpfung der Sporenbildner ausgerichtet sind – so genannte Antimykotika. Anti heißt »gegen« und Mykose ist die lateinische Bezeichnung für eine Pilzerkrankung. Die Wirkstoffe töten Pilze ab und treten auf diese Weise der Pilzerkrankung entgegen. Das Breitspektrum-Antimykotikum Clotrimazol verhindert beispielsweise die Herstellung von Ergosterol, einem Stoff, den die Pilzzelle zur Herstellung ihrer äußeren Zellhaut benötigt. Sobald dieser Stoff fehlt, wird die Haut der Zelle, Membran genannt, durchlässig – die Pilzzelle »fließt« gewissermaßen aus.

Antipilzmittel lassen sich gut unter eigener Regie anwenden, etwas Grundwissen und die Berücksichtigung einiger wichtiger Punkte vorausgesetzt.

Als Apothekenkunde können Sie heute unter zahlreichen gut wirksamen Cremes, Salben, Lösungen, Pumpsprays, Gels, Pasten, Lotions und Puder wählen. Diese Präparate sind in der Lage, alle Formen des Fußpilzes zu bekämpfen. Für welche Darreichungsform Sie sich entscheiden, sollte vom Zustand Ihrer Füße abhängen und Ihrer individuellen Vorliebe entsprechen.

Wer stark unter Fußschweiß leidet, für den ist ein Puder am besten geeignet. Bei trockener Haut sollten Sie hingegen zu Cremes und Lotions greifen, da diese zusätzlich pflegende Effekte aufweisen. Lösungen sind insofern praktisch, als sie sich leichter dünn auftragen und gut einreiben lassen. Wer die schnelle Handhabung bevorzugt und zudem Fußkontakt vermeiden möchte, für den sind Sprays die geeignete Variante.

Einerlei, ob Sie nun pudern, cremen oder sprühen: Stets wenden Sie Antimykotika an, und stets haben diese Wirkstoffe unaussprechliche Namen. Der gebotenen Genauigkeit halber sollen Ihnen diese allerdings nicht vorenthalten werden, zumal Sie diese Bezeichnungen auf den Packungen wiederfinden. Die derzeit gängigen Stoffe gegen den Pilz heißen Clotrimazol, Miconazol, Econazol, Bifonazol, Sertaconazol, Tioconazol, Ketoconazol, Ciclopiroxolamin, Naftifin und Terbinafin.

Ein Präparat gegen alle Pilzarten

Bei Antipilzmitteln gibt es solche, die nur gegen einzelne Pilzarten aktiv werden können. Andere hingegen sind gegen alle Pilzarten gleichermaßen wirksam. Sofern Sie nicht beim Arzt waren und entsprechend kein kultureller Pilznachweis durchge-

Auch wenn die Symptome verschwunden sind, müssen Sie die Behandlung zwei bis drei Wochen fortführen. Erst dann ist davon auszugehen, dass der Pilz vollständig abgetötet wurde und keine Rückfälle zu befürchten sind.

führt wurde, wird der Apotheker Ihnen zu einem so genannten Breitspektrum-Antimykotikum raten. So können mit einem Medikament viele Pilzarten gleichzeitig bekämpft werden.

Breitspektrum-Antimykotika haben sich sehr bewährt. Die Liste der möglichen Nebenwirkungen, die bei ihrer Anwendung auftreten können, ist zwar länger als bei speziell auf einen Pilz ausgerichteten Präparaten. Zum Ausgleich dafür ist das Spektrum der Pilze, die sie abtöten, deutlich breiter. Wenn Sie also nicht genau wissen, welche Pilzart sich Ihres Fußes bemächtigt hat, und Sie sich den Arztbesuch zur Identifikation sparen möchten, sind Sie mit einem Breitband-Mittel auf der sicheren Seite.

1 x täglich

Lassen Sie sich in der Apotheke am besten ein Präparat geben, das Sie nur einmal am Tag anwenden müssen. Denn der Kampf gegen den Pilz ist nicht binnen Tagen zu gewinnen, sondern kann sich geraume Zeit hinziehen. Gerade wer beruflich stark eingespannt und den ganzen Tag über außer Haus ist, kann einen mehrfach täglichen Pilzangriff über längere Zeit kaum durchhalten.

Deshalb raten Ärzte dazu, Präparate zu verwenden, die als Wirkstoff so genannte Imidazolderivate wie Bifonazol, Ketoconazol, Oxiconazol oder das Allylamin Naftifin enthalten. Diese Stoffe können den Pilz auch bei einmal täglicher Anwendung zuverlässig vernichten.

Dranbleiben

Was Sie bei der Pilzbehandlung brauchen, ist Geduld und Konsequenz. Die Antipilzmittel müssen regelmäßig und vor allem lange genug angewendet werden. Denn Pilze sind äußerst hartnäckig. Ihre Erfolgsstrategie besteht darin, in Hautschuppen eingebettet über Monate bis Jahre auszuharren. Sie halten sich aber nicht nur in den Hautschuppen und damit an der Hautoberfläche verborgen. Wesentlich ist vielmehr das Mycel, und das sitzt tief in der Epidermis. Bis die Pilzvernichter hierhin vorgedrungen sind und alle Pilze abgetötet haben, dauert es seine Zeit.

Natürliche Pilztherapie

Zur Behandlung des Fußpilzes haben sich so manche volksheilkundlichen Rezepturen als sehr wirkungsvoll erwiesen. Deshalb ist es auch durchaus sinnvoll, bei leichtem Fußpilzbefall auf das praktische Wissen von einst zurückzugreifen. In der Trickkiste altbewährter Hausmittel finden sich Behandlungen, mit denen sich weitere Maßnahmen erübrigen können.

Wie bei Antimykotika mit synthetischen Wirkstoffen gilt auch bei natürlichen Therapien, dass der Fußpilzbefall lange genug behandelt werden muss. Gerade beim Einsatz von Hausmitteln ist das ganz besonders wichtig, da ihre Wirkung nicht so rasch einsetzt und schwächer ist als die synthetischer Antipilzmittel. Entsprechend dauert die Pilzbehandlung auch länger. Wie lange, lässt sich nur schwer allgemeingültig sagen. Halten Sie sich daher an die Empfehlung, die betroffenen Stellen auch nach Abklingen der Symptome – wie Juckreiz und gerötete Haut – noch drei Wochen lang weiter zu behandeln. Nur so können Sie sichergehen, auch wirklich jeden Pilz abzutöten.

Farbtherapie

Eine ganze Reihe natürlicher Farbstoffe bewähren sich zur Abtötung von Bakterien und Pilzen: Jod, weiterhin Brillantgrün, Malachitgrün, Fuchsin und Kaliumpermanganat. Die Farbstoffe, alle rezeptfrei in Apotheken zu bekommen, tupfen Sie täglich auf die betroffenen Hautstellen auf. Bei stark entzündeter oder nässender Haut empfiehlt sich die so genannte Arning'sche Tinktur: Fragen Sie in der Apotheke danach oder auch nach »Solutio Arning«.

Farbstofftherapien sind allerdings nicht jedermanns Sache, da die Füße über Wochen hinweg kräftig rot oder grün sind – meist verfärben sich auch Socken und Strümpfe. Zudem müssen Sie die Behandlung regelmäßig mehrmals am Tag durchführen. Wenn Sie sich an diesen Dingen jedoch nicht stören, sind Sie mit der Farbtherapie gut beraten.

Teebaumöl – das pflanzliche Antibiotikum

Teebaumöl ist ein wirksames Heilmittel bei vielen Beschwerden, auch bei Fußpilz.

Das Öl des aus Australien stammenden Teebaums (Melaleuca alternifolia) ist ein äußerst wirksames Mittel gegen Bakterien, Viren und andere unliebsame Kleinstlebewesen. Auch gegen Fußpilz, da es stark pilztötend wirkt. Man kann einige Tropfen reines Teebaumöl auf die betroffenen Stellen geben und einmassieren. Meist wird das Öl jedoch in Form von Fußbädern angewandt. Da-

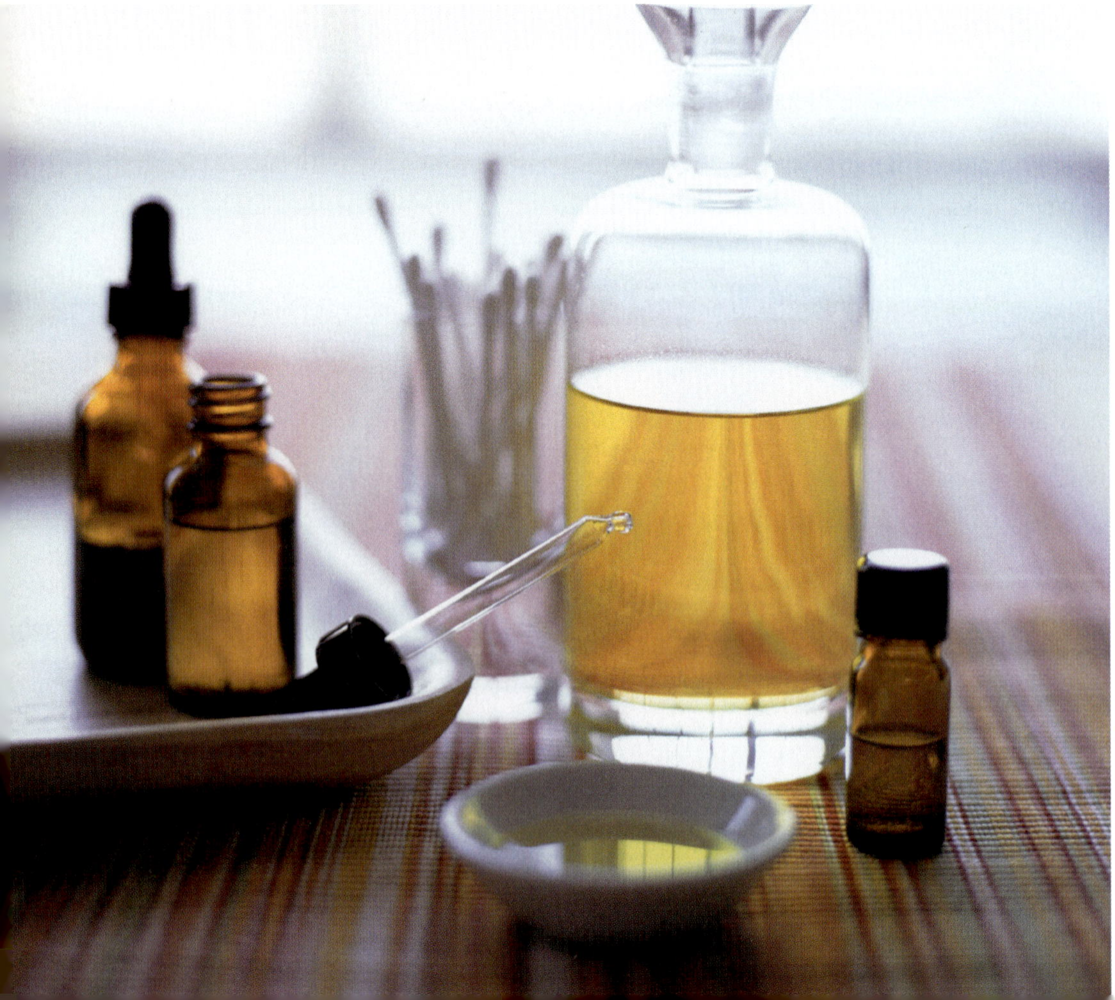

zu vermischen Sie 10 bis 15 Tropfen Teebaumöl zunächst mit einem Esslöffel Honig, damit das Öl nicht auf dem Wasser schwimmt. Diese Mischung geben Sie in eine Schüssel mit warmem Wasser, verrühren alles gut und baden darin Ihre Füße 10 bis 20 Minuten. Dieses Fußbad muss in den ersten vierzehn Tagen täglich durchgeführt werden, danach ist ein Bad im Abstand von zwei Tagen ausreichend. Nach vier Wochen sollte sich der Fußpilz verabschiedet haben.

Lotio alba

Gute Erfolge bringt auch das regelmäßige Bepinseln der erkrankten Partien mit einigen Tropfen unverdünnter Lotio alba. Diese Tinktur enthält unter anderem Zink, Talk und Glyzerin; sie ist rezeptfrei in Apotheken erhältlich.

Weitere Strategien gegen den Pilz

Begleitend zur Behandlung sollten Sie noch anderweitig aktiv werden. Vor allem gilt es, eine Neuinfizierung zu vermeiden und dem Pilz weitere Nährböden zu entziehen.

Infektionsherde beseitigen

Verpilzte Hautschuppen müssen so weit wie nur möglich elimiert werden. Dazu empfiehlt sich eine Teebaumöl-Wasser-Mischung: 1 TL Teebaumöl, 1 TL Honig als Emulgator und 1 Glas Wasser verrühren und in einen Zerstäuber füllen. Alternativ greifen Sie zu Desinfektionsmitteln aus der Apotheke.

Versprühen Sie mehrmals die pilzabtötenden Mittel überall dort, wo Sie barfuß gegangen sind.

Solange der Fußpilz noch Ihr Wegbegleiter ist, sollten Sie auch in der eigenen Wohnung niemals barfuß gehen, damit keine neuen Ansteckungsherde entstehen können. Vergessen Sie nicht, dort, wo sich das Barfußgehen nicht vermeiden lässt – etwa in der Duschwanne und auf dem Badezimmerboden –, stets erneut zu

desinfizieren. Denken Sie auch daran, Ihre Schuhe zu behandeln. Am besten ist es, diese täglich zu wechseln und nach jedem Tragen gründlich mit dem Mittel auszusprühen. Bevor sie erneut getragen werden, sollten die Schuhe vollständig durchgetrocknet sein, damit der Pilz kein feuchtes Klima vorfindet.
Auch die nur wenig im Jahr benutzten Ski- und Wanderschuhe sollten einmal jährlich desinfiziert werden. Wer in Second-Hand-Boutiquen und auf Flohmärkten gerne bei den Schuhen stöbert, sollte auch diese vor dem Tragen immer aussprühen.
Wichtig ist ebenso, dass Sie die Hände und alle Geräte wie Nagelschere oder Feilen nach jedem Fußkontakt sehr sorgfältig reinigen. Ansonsten besteht hochgradige Ansteckungsgefahr für andere Körperregionen.

Nicht zu vergessen: die Wäsche

Wer unter Fußpilz leidet, muss beim Abtrocknen der Füße nicht nur darauf achten, dass diese wirklich ganz trocken sind. Ebenso entscheidend ist, was mit den Handtüchern geschieht. Handtücher und Strümpfe dürfen lediglich einmal benutzt werden und gehören dann in einen separaten Behälter für Schmutzwäsche. Würden sie ein zweites Mal benutzt, könnten die auf ihnen haftenden Pilzsporen zu einer erneuten Infizierung führen.
Denken Sie auch an Ihre Bettwäsche. Nicht nur da, wo Sie hintreten, sondern auch da, wo die Füße hingelegt werden, bleiben pilzverseuchte Hautschuppen haften. Im warmen Bett finden sie darüber hinaus sehr günstige Wachstumsbedingungen vor. Also: Bettwäsche sehr viel häufiger als gewöhnlich wechseln und auch diese nicht mit der allgemeinen Schmutzwäsche aufbewahren, damit andere Kleidungsstücke nicht zu Pilzträgern werden.

Strümpfe und Socken

Diese sollten aus Naturmaterialien sein, am besten aus Baumwolle. So können sie mit mindestens 60° C, besser noch mit 90° C gewaschen werden. Allerdings müssen sie täglich gewechselt

werden. Für Frauen ist dies manchmal gar nicht so einfach, weil beispielsweise ein Theaterbesuch oder eine andere Veranstaltung das Tragen eines Kleides erfordert. Hierzu trägt man nun mal keine Socken, sondern Synthetikstrümpfe. Die einfachste Lösung: Tragen Sie die Strümpfe nur einmal und werfen Sie sie dann weg.
Ist Ihnen diese Lösung zu teuer oder zu verschwenderisch, können Sie den Pilzsporen auch mit Antipilzmitteln für die Handwäsche zu Leibe rücken (in Apotheken erhältlich). Oder Sie geben 20 Tropfen Teebaumöl in das Waschwasser, wodurch Dermatophyten ebenfalls abgetötet werden.

Heizen Sie den Pilzen ein

Fuß- und Nagelpilze mögen es warm, aber nicht heiß. Einen Kochwaschgang überlebt deshalb auch der hartgesottenste Pilz nicht. Dies gilt es auszunutzen und alle Wäschestücke, die mit dem Pilz in Kontakt kamen, bei mindestens 60° C, besser noch im Kochwaschgang zu waschen. Wer ganz auf Nummer sicher gehen möchte, gibt bei der 60°-Wäsche statt Weichspüler einen Antipilz-Wäschespüler mit beispielsweise Benzalkoniumchlorid in den letzten Waschgang. Diese speziellen Spüler sind in Apotheken erhältlich und befreien Ihre Wäsche zuverlässig von Pilzsporen.

Was Sie getrost vergessen können, ist der häufig erteilte Rat, Wäsche und Schuhe zur Pilzabtötung in den Gefrierschrank zu legen. Kälte kann den Pilzsporen nichts anhaben. Im Gegenteil, um Pilzkulturen zu konservieren, frieren Wissenschaftler diese sogar ein. Wenn sie wieder aufgetaut werden, sind sie so aktiv wie vor der Frostbehandlung. Deshalb Finger weg von Kälte – nur mit hohen Temperaturen können Pilzsporen zuverlässig vernichtet werden.

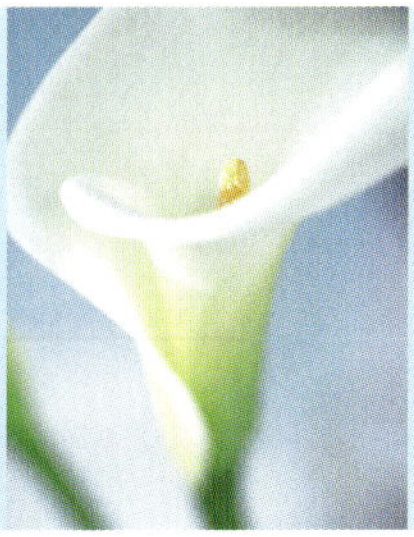

INFO

Fußbäder

Ob warm oder ansteigend: Fußbäder regen den Kreislauf an, fördern die Durchblutung und regulieren den Wärmehaushalt. Zudem wirken sie entspannend und bauen Stress ab – alles zusammen genommen eine ideale Maßnahme gegen Pilzinfektionen. Wer einen schwachen Kreislauf oder Venenleiden hat, sollte Fußbäder allerdings nur nach vorheriger Absprache mit seinem Arzt durchführen.

Zum Arzt

Während bei leichtem Pilzbefall noch die Wahl zwischen Arztbesuch und Selbstbehandlung besteht, gibt es auch Situationen, in denen ein Arzt konsultiert werden muss.

Wann der Experte gefragt ist

Dies ist dann der Fall, wenn die Lokaltherapie, also die äußerliche Behandlung der betroffenen Hautstellen, mit Antimykotika ohne Erfolg geblieben ist. Das kann mehrere Gründe haben: Entweder ist die Ursache für Ihre Hautveränderungen an den Füßen gar kein Pilz. Oder aber Sie behandeln den Pilz mit einem Medikament, das nicht spezifisch zu seiner Bekämpfung ausgelegt ist. Führt also die Eigenbehandlung nicht binnen zwei Wochen zu einer ersten Besserung, müssen Sie einen Hautarzt aufsuchen. Er kann durch eine Untersuchung im Labor den Pilz genau identifizieren und wirksame Medikamente austesten. Danach sollte es keine Probleme mehr mit der Pilzbekämpfung geben.

Die Behandlung der Pilzinfektion durch den ärztlichen Profi wird auch dann unumgänglich, wenn sie nicht rechtzeitig oder nicht ausreichend behandelt wurde: Ein über den Fuß verteilter, großflächiger Pilzbefall und ständig wiederkehrende Beschwerden gehören immer in die Hand des Arztes. Ebenso wenn die Fußsohlen, die Fußballen oder Fersen von besonders dicker Horn-

Spurensuche unter dem Mikroskop

Um genau abklären zu können, wer auf Ihren Füßen siedelt, entnimmt der Arzt zunächst Hautproben. Da diese winzig klein sind, werden Sie hiervon nichts bemerken – es sei denn, Sie sind sehr kitzlig an den Füßen. Mittels spezieller Tests lässt sich dann dem Übel auf die Spur kommen. Dazu gehört ein mikroskopischer Pilznachweis, bei dem Hautschuppen mit 25- bis 400-facher Vergrößerung untersucht werden.

Darüber hinaus kann der Arzt eine Pilzkultur anlegen, die ihm Aufschluss darüber gibt, um welche Pilzart es sich handelt. Für eine solche Pilzkultur werden infizierte Hautschuppen auf Nährböden aufgebracht und einige Tage »bebrütet«. Die auf diese Weise gewachsene Pilzkolonie zeigt unter dem Mikroskop ihr wahres Gesicht. Manche Pilze können auch durch Fluoreszenz, das heißt durch Beleuchtung mit einer Speziallampe, direkt am erkrankten Hautbereich diagnostiziert werden.

haut betroffen sind. In all diesen Fällen reicht die lokale, äußerliche Behandlung der betroffenen Hautpartien nicht aus. Vielmehr muss zusätzlich eine Therapie mit pilzabtötenden Tabletten durchgeführt werden, die den Pilz systemisch – das heißt von innen heraus – bekämpft. Welches Antimykotikum hier im individuellen Fall eingesetzt werden muss, kann jedoch nur der Arzt entscheiden und entsprechend verschreiben. In der Regel müssen die Tabletten oder Kapseln zwei bis vier Wochen lang jeden Tag eingenommen werden.

Meistens reicht diese Einnahmezeit aus, weil sich die Wirkstoffe heutiger Antipilzmittel in den tiefen Hautschichten anreichern und noch lange weiterwirken. Das funktioniert jedoch nur dann, wenn das Präparat genau nach Vorschrift eingenommen wird. Da jeder Mensch verschieden auf Medikamente anspricht, kann nur der Arzt über die Dauer der Behandlung entscheiden, um ein erneutes Aufflammen der Pilzinfektion zu verhindern. Führen Sie die Behandlung jedoch konsequent nach Anweisung Ihres Arztes durch, heilt Fußpilz zumeist rasch und folgenlos ab.

Nagelpilz – nie ohne Arzt

Bei einem Nagelpilz kommen Sie nicht um einen Arztbesuch herum. Haben Sie den Verdacht einer Infektion, sollten Sie möglichst bald einen Arzt aufsuchen. Anders als die Therapie des Fußpilzes ist eine Nagelpilzbehandlung kompliziert und langwierig. Nur in wenigen Fällen reicht eine lokale Therapie aus. Fast immer müssen Medikamente eingenommen werden, die den Pilz von innen heraus abtöten. Denn wird der befallene Nagel nicht richtig behandelt, besteht die Gefahr, dass der Pilz ihn zerstört und zudem die benachbarten Nägel befällt. Das sieht nicht nur unschön aus, sondern kann auch erhebliche Schmerzen verursachen und zu Beeinträchtigungen beim Gehen führen. Nagelpilzerkrankungen sind also wahrlich keine kosmetische Angelegenheit. Sondern sie müssen von einem Arzt diagnostiziert und behandelt werden – von einer Eigenbehandlung ist dringend abzuraten.

Auch bei Nagelpilz gehen die meisten Infektionen auf das Konto von Dermatophyten, vor allem Trichophyton rubrum. Aber auch verschiedene Hefe- oder Schimmelpilze können die Auslöser sein.

Das Wichtigste – die genaue Diagnose

Bevor der Arzt mit der eigentlichen Behandlung eines Nagelpilzes beginnt, muss er erst genau ermitteln, ob und um welchen Pilz es sich handelt. Die genaue Diagnose ist deshalb so wichtig, weil im Normalfall ein Nagelpilz nicht nur äußerlich behandelt werden kann. Zusätzlich ist über lange Zeit die Einnahme von Medikamenten erforderlich. Je genauer der Arzt den Pilz identifiziert, desto besser kann dieser bekämpft werden und umso geringer sind die Nebenwirkungen der Medikamente. Um den Nagelpilz zu identifizieren, fräst oder schneidet der Arzt ein kleines Stück vom betroffenen Fußnagel ab, was vollkommen schmerzfrei ist. Die feinen Nagelproben werden anschließend mit bestimmten Lösungen präpariert. Nach ein bis zwei Stunden

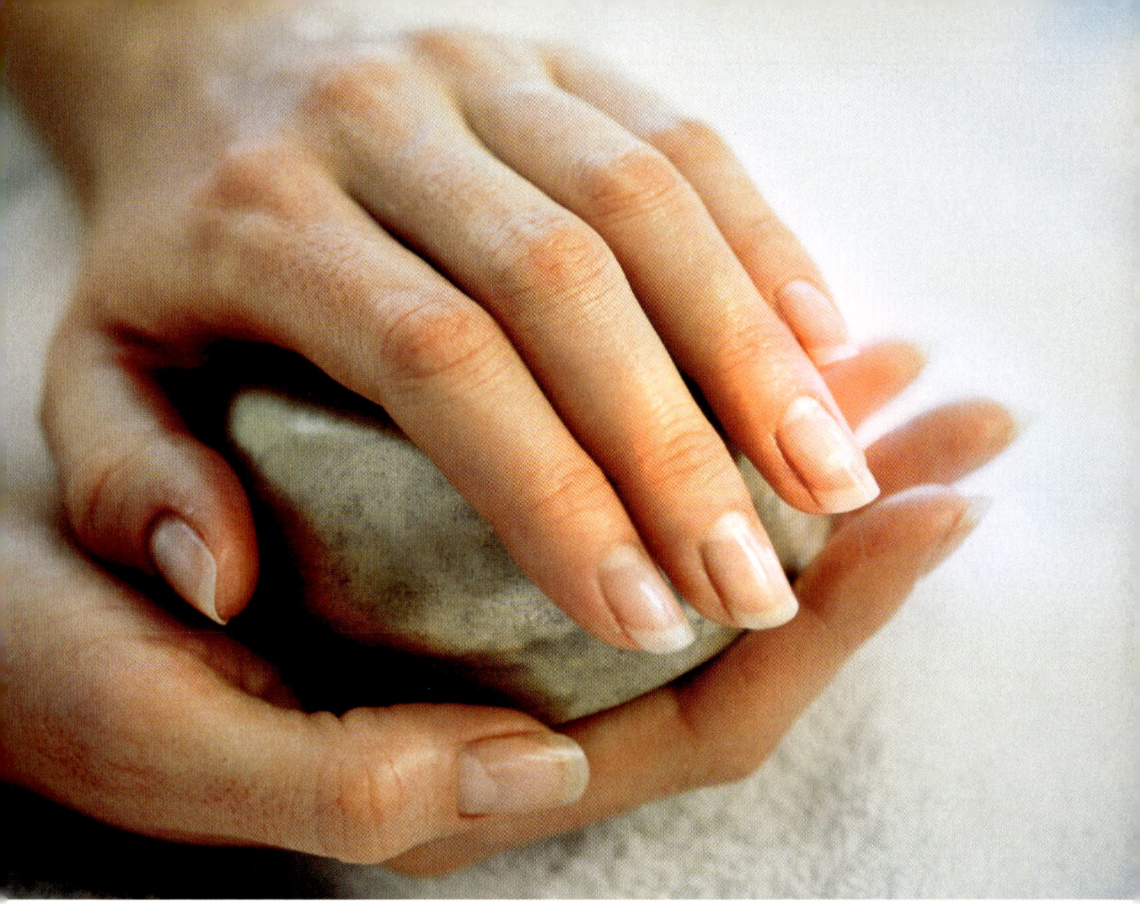

Schöne, gesunde Nägel gehören bei Mann und Frau zu einem gepflegten Äußeren.

kann der Arzt unter dem Mikroskop feststellen, ob sich Hyphen oder Pilzsporen im Nagel befinden. Ist auf diese Weise geklärt, dass es sich um einen Pilz handelt, legt der Arzt mit den Nagelspänen eine Pilzkultur an. Dafür werden die feinen Nagelstückchen auf einen speziellen Nährboden aufgebracht. Diese Pilzkultur wird bei Raumtemperatur über drei bis vier Wochen aufbewahrt und wöchentlich mikroskopisch auf ein Pilzwachstum hin kontrolliert. Je nachdem, wie sich die Pilzkolonie entwickelt, kann der Arzt sagen, um welchen Pilz es sich handelt, und eine auf ihn abgestimmte Behandlung einleiten.

Was das Ganze so schwierig macht

Solange lediglich die äußeren Nagelschichten befallen sind, kann der Pilzbefall noch äußerlich mit Tinkturen und Nagellacken, Salben und Cremes behandelt werden. Ist der Pilz aber bereits bis

zur Mitte des Nagels vorgedrungen, sieht die Sache anders aus. Bis die Wirkstoffe durch die Nagelschichten gedrungen sind und den Pilz abtöten können, erfordert es sehr viel höhere Wirkstoffkonzentration und sehr viel mehr Zeit. Denn zwischen den Nagelschichten liegen luftgefüllte Hohlräumen. Darin können Pilzsporen viele Wochen, Monate und sogar Jahre überleben.
An sie kommt kein Medikament heran – weder von außen noch von innen. Schließlich bewegen sich Wirkstoffe nicht in Luft fort. Was die Behandlung blockiert, ist eine Luftbarriere.
Mit Antimykotika, ob von innen oder außen, kann bei fortgeschrittenem Nagelpilzbefall nur die akute Nagelpilzinfektion bekämpft, nur der Pilz selbst abgetötet werden. Den in den Hohlräumen sitzenden Pilzsporen können sie nichts anhaben, weil die Wirkstoffe sie nicht erreichen. Sobald der Nagel wieder ein Stückchen wächst und die Sporen mit der Nagelschicht in Kontakt kommen, geht das Spiel von vorne los: Die Sporen bilden Hyphen, die in die Nagelschicht eindringen. Darin besteht das eigentliche Problem einer Nagelpilzerkrankung, das bis heute ungelöst ist und das sie so langwierig macht.

Die Gefahr bleibt bestehen

Solange der Fußnagel nicht vollständig neu nachgewachsen ist – was rund ein Jahr dauert –, gibt es keine Entwarnung. Ständig besteht die Gefahr, dass es durch die Pilzsporen zum Aufflammen der Infektion kommt. Bei jedem neuen Pilzausbruch kann der Nagelpilz jedoch auch wieder neue Pilzsporen in den Hohlräumen zwischen den Nagelplatten ablegen, so dass der bereits nachgewachsene Nagel wieder zur potenziellen Gefahrenquelle wird.
Um diesen Kreislauf zu durchbrechen und die Behandlung zu beschleunigen, setzen viele Ärzte zusätzlich zur äußerlichen und innerlichen Therapie eine Salbe ein, die Harnstoff und Bifonazol oder Kalium iodatum (40 %) in Lanolin oder Harnstoff (Urea 30 – 40 %) enthält. Wie Harnstoff alleine, sind diese Salben in der

Lage, die oberen Nagelplatten aufzulösen. Dadurch können einerseits die Wirkstoffe besser und schneller in die darunter liegenden Nagelschichten eindringen, und andererseits wird damit ein Teil der luftgefüllten Hohlräume, in denen die Pilzsporen sitzen, freigelegt, so dass auch die Sporen abgetötet werden können. Dadurch reduziert sich das Risiko einer Wiederinfektion, besteht jedoch weiterhin. Und zwar so lange, bis alle pilzsporenbesetzten Hohlräume herausgewachsen sind. Im günstigsten Fall dauert dies ein Jahr, im schlechtesten gelingt es nie.

Viele Experten raten inzwischen auch bei leichtem Nagelpilzbefall zur Kombination äußerlich und innerlich anzuwendender Pilzmittel. Je nach gewähltem Medikament kann die Behandlung unterschiedlich aussehen: Manche Präparate müssen über den ganzen Behandlungszeitraum jeden Tag eingenommen werden, andere hingegen setzt man als Intervall- oder Pulstherapie ein. Bei einer so genannten Intervalltherapie nehmen Sie beispielsweise eine Woche lang jeden Tag das Medikament ein. In dieser Zeit reichert sich der Wirkstoff in den Fußnägeln an.

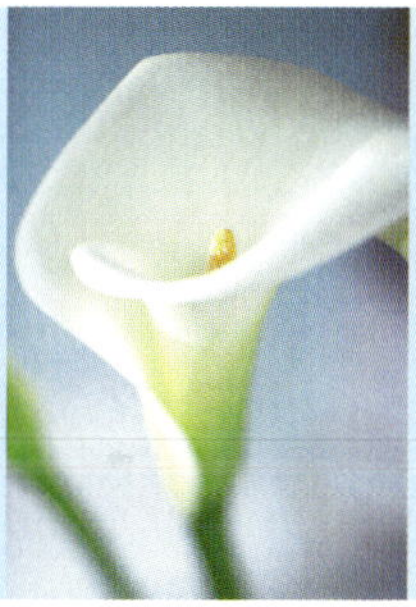

INFO

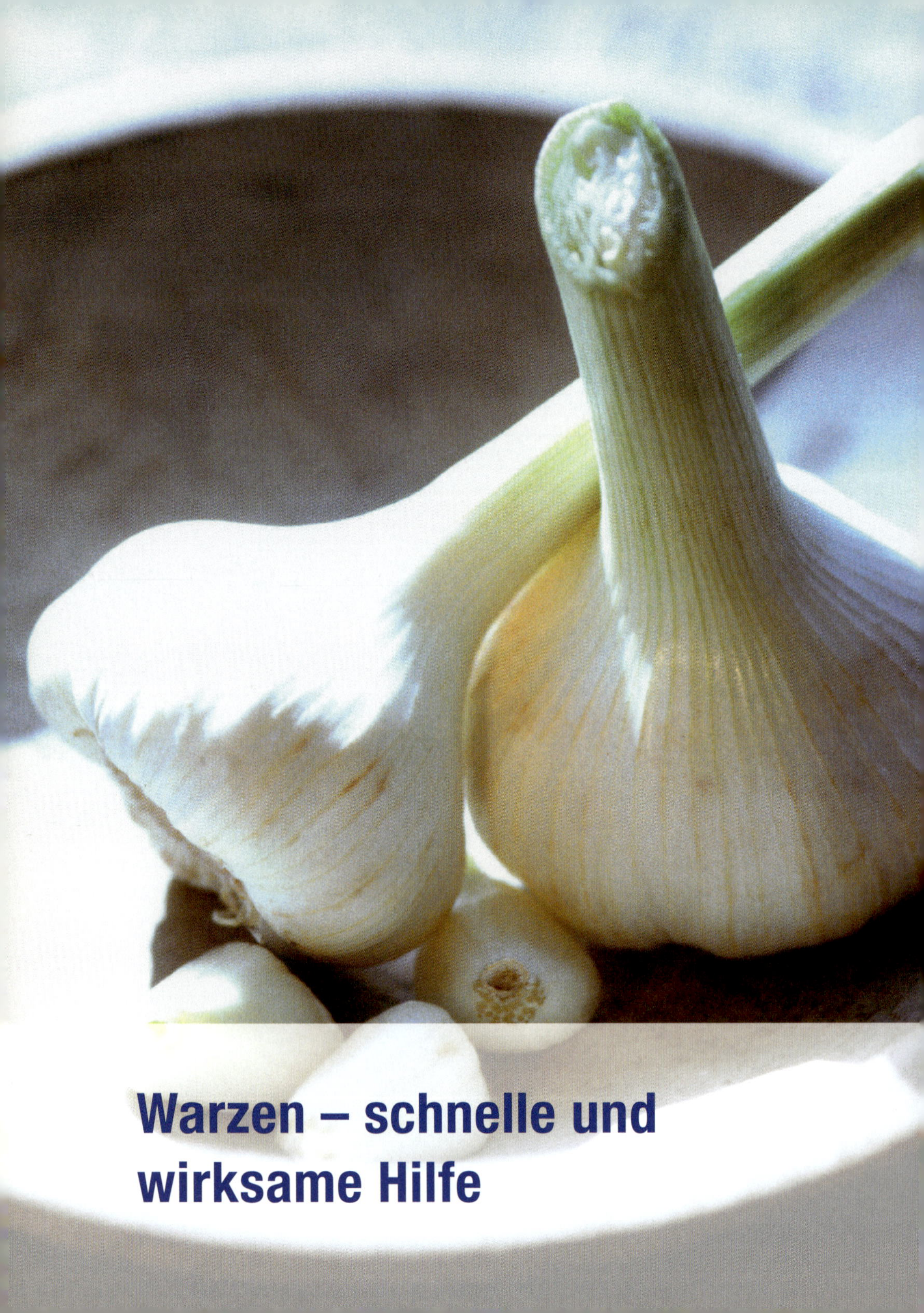

Warzen – schnelle und wirksame Hilfe

Zu jedem guten Märchen gehört eine Hexe – stilecht mit schwarzer Katze und einer Warze auf der Nase. Dass aber nicht nur Märchenhexen von Warzen betroffen sind, sondern auch ganz »normale« Menschen, belegen die Zahlen. So hat in Deutschland fast jedes Kind schon einmal Warzen gehabt, die Hälfte aller Erwachsenen kämpft mit den gutartigen Hautwucherungen an Händen oder Füßen, und jeder zehnte Deutsche leidet an Feigwarzen.

Hervorgerufen werden die lästigen Hauterhebungen von verschiedenen Viren, die durch kleine Verletzungen in die obere Hautschicht eindringen.

Fast jedes Kind in Deutschland hat schon einmal Warzen gehabt.

Warze ist nicht gleich Warze

Hände abtrocknen am Tischtuch? Fleischgenuss am Karfreitag? Bloß nicht, denn die Strafe folgt auf den »Fuß«. Und zwar in Form einer Warze – zumindest dachte man das noch zu Großmutters Zeiten.

Heute weiß man es besser. Für die scharf begrenzten Hauterhebungen sind mitnichten unmoralische Verhaltensweisen verantwortlich zu machen. Vielmehr bringen Viren die oberen Hautschichten zum Wuchern. Die winzigen Übeltäter stammen fast alle aus einer Familie; sie sind Unterarten des Humanen Papilloma-Virus (HPV). Mehr als 90 Untertypen dieses Virus konnten die Wissenschafter bisher identifizieren.

Die »Warzenviren« gelangen durch kleine Verletzungen in die obere Schicht der Haut. Dabei nutzen sie jede Gelegenheit, um sich einen neuen Wirt zu angeln. Kleine Schnitte, die beim Rasieren entstehen, dienen ihnen genauso als Eintrittspforte wie winzigste Risse an Fingern und Füßen oder durch Wasser aufgeweichte Haut. Bei starken Druckstellen, wie sie oft durch zu enges Schuhwerk entstehen, verstärkter Schweißbildung oder bei Störungen der Talgproduktion haben die Viren ebenfalls leichtes Spiel.

Wer ist für Warzen besonders empfänglich?

Prinzipiell kann jeder Warzen bekommen. Dennoch scheint es, dass bestimmte Personen bevorzugt Opfer der Viren werden und eine Neigung zu solchen Hautwucherungen entwickeln. Diese »Empfänglichkeit« ist von Mensch zu Mensch sehr unterschiedlich.

Zu den Risikogruppen in Sachen Warzen zählen:

- Menschen, die sich berufsbedingt häufig in gemeinschaftlich genutzten Räumen wie z. B. Schwimmbädern, Saunen oder Turnhallen aufhalten.
- Personen, die an Neurodermitis oder Ekzemen leiden, da die Haut besonders sensibel ist. Gerade hier kann es durch Kratzen an wunden Stellen schnell zu einer Infektion mit Papilloma-Viren kommen.
- Auch wer schlecht durchblutete, kalte oder schwitzige Hände oder Füße hat, wird leicht ein Opfer der Warzenviren.
- Gerade Kinder, die in Schwimmbädern oft stundenlang im Wasser plantschen, sind besonders gefährdet. Zum einen ist durch die hohe Dichte von »verwarzten« Füßen, die durch die Schwimmbäder laufen, die Ansteckungsgefahr sehr hoch. Zum anderen können die Viren durch die aufgeweichte Haut besonders leicht eindringen.
- Menschen, die ein geschwächtes Immunsystem haben, wie beispielsweise Diabetiker, Krebspatienten, Raucher. Auch Personen, die Medikamente zur Unterdrückung des Immunsystems, wie z. B. Kortison, einnehmen müssen, sollten sich vor Warzenviren in Acht nehmen.
- Ältere Menschen haben ein generell gesteigertes Risiko für die Entstehung von Warzen. Zum einen sorgen Durchblutungsstörungen oft für kalte Füße und kleine, schlecht heilende Wunden. Zum anderen leiden viele Senioren ohnedies an einem geschwächten Immunsystem, da ihr Körper mit zahlreichen Erkrankungen fertig werden muss.

Ungefähr sechs Wochen nach der Infektion, manchmal aber auch erst mehrere Monate später, werden erste Anzeichen sichtbar. Ein lokales Störgefühl entwickelt sich, die Haut um die Eintrittsstelle verhornt, wird dicker und bildet die typischen Wucherun-

gen. Haben es sich die HP-Viren erst einmal bequem gemacht, vermehren sie sich ganz ungeniert in den Hautzellen. An der Oberfläche der Warze wird der Viren-Nachwuchs dann freigesetzt und lauert auf sein nächstes Opfer. Kleine Hautschüppchen, die sich von der Warze abreiben, sind somit ein ideales Transportvehikel für die Plagegeister. Deshalb heißt es Vorsicht im Umgang mit diesen lästigen Hauterhebungen. Denn durch Berühren der Warze kann es durchaus zu einer Ansteckung kommen. Auch Ihrer Leidenschaft als Hobby-Chirurg sollten Sie in Ihrem Badezimmer besser nicht nachgehen. Im Glauben, dass Sie Ihrer Warze den Garaus machen, helfen Sie vielmehr den Viren, sich weiter zu verbreiten.
Warzen werden nach ihrem Erscheinungsbild und dem Ort ihres Auftretens unterteilt.

Stachelwarzen

Sie werden auch gewöhnliche Warzen genannt, können zwar am gesamten Körper vorkommen, bevorzugt lassen sich die Plagegeister aber an exponierten Stellen, wie im Gesicht, an den Händen und unter den Nägeln, nieder. Stachelwarzen können anfänglich als kleine, hautfarbene Knötchen auftreten, die dann mit der Zeit wachsen und zunehmend verhornen. In diesem Stadium verfärben sie sich oftmals bräunlich oder gräulich und fühlen sich rau, schuppig und hornig an. Doch nicht nur ihre Farbe, auch die Größe kann stark variieren: stecknadelkopf- bis erbsengroß, in Ausnahmefällen sogar noch ausgedehnter. Damit aber noch nicht genug der Verwandlungskünste. Je nach Lokalisation kann diese Warzenart unterschiedliche Gestalt annehmen. Während in den meisten Körperregionen die raue, flache Form am besten zu gedeihen scheint, treten bevorzugt um die Augengegend eher hohe, fadenförmige Wucherungen auf. Diese spezielle Form wird »Pinselwarze« genannt.
Aber egal ob flach oder fadenförmig: Ganz nach Familientradition liegt auch bei Stachelwarzen eine Infektion mit Papilloma-

Viren zugrunde. Und obwohl sich diese gutartigen Hautwucherungen oftmals auf der Haut des Betroffenen weiter ausbreiten und »Tochterwarzen« bilden, sind Stachelwarzen nicht so schnell auf andere Personen übertragbar. Hauptsächlich Kinder und Jugendliche, seltener ältere Personen, sind von dieser Warzenart betroffen. Für gewöhnlich heilen die Hauterhebungen nach ein bis zwei Jahren ohne weitere Komplikationen von alleine ab. Ebenfalls anfällig für Stachelwarzen sind Menschen mit einer geschwächten Immunabwehr. Bei schwer wiegenden Immundefekten wie beispielsweise Aids kann es sogar zu einer regelrechten »Aussaat« solcher Warzen kommen.

Dornwarzen

Bei Dornwarzen handelt es sich um Wucherungen, die an Druckstellen dornartig in die Tiefe wachsen. Ihr bevorzugtes Revier sind deshalb die Fußsohlen, wo sie durch den Druck des Körpergewichtes nicht nach außen, sondern nach innen wachsen. Beim Stehen oder Gehen können sie große Schmerzen verursachen und sogar Fehlstellungen der Füße begünstigen. Eine Dornwarze besteht aus einer körnigen, weißlichen Substanz, die von einem stark verhornten Ring eingefasst wird. Innerhalb dieses Rings finden sich viel rote oder auch schwarze Pünktchen, die durch kleinste Blutungen zwischen den Hautschichten entstehen. Oft bedeckt auch eine Schwiele die Warze, was auf ungünstige Druckverhältnisse oder auch zu enges Schuhwerk hinweist. Besonders die Erreger der Dornenwarzen sind es, die in Schwimmbädern, Sportanlagen oder Hotelzimmern auf neue Opfer lauern. Ein barfuß laufender Zeitgenosse kommt diesen HP-Viren immer gelegen.

Mosaikwarzen

Mosaikwarzen sind eine Unterform der gewöhnlichen Warzen. Was sie so bemerkenswert macht, ist ihr Erscheinungsbild. Dicht an dicht stehen kleine »Wärzchen« nebeneinander, beinahe wie

Blumen in einem Beet. Sie verteilen sich oberflächlich und können dabei große Areale einnehmen. Mosaikwarzen treten bevorzugt an der Ferse und an Knöchelbereichen sowie rund um Finger- und Fußnägel auf.

Flachwarzen

Wie der Name schon sagt, hat diese Warzenart ein eher flaches Erscheinungsbild, wobei die Knötchen zwischen einem und vier Millimeter groß sind. Flachwarzen finden sich häufig im Gesicht, am Rücken, an Händen, Armen und Beinen. Meist sind Kinder und Jugendliche über mehrere Jahre betroffen, nicht selten kommen sie in großer Aussaat vor.

Dellwarzen

Keine Regel ohne Ausnahme. Obwohl fast allen Warzen eine Infektion mit Humanen Papilloma-Viren zugrunde liegt, gibt es eine Ausnahme: die Dellwarze. Hier ist der Übeltäter ein Verwandter der Pockenviren. Doch keine Angst. Was hier so gefährlich klingt, ist nichts weiter als eine harmlose Hautwucherung, die meist nach etwa einem Jahr wieder spontan abklingt. Dellwarzen sind kleine, stecknadelkopfgroße, hellrote Knötchen, die in der Mitte eine charakteristische Delle aufweisen. Drückt man die Warze zusammen, tritt eine breiige Masse aus. Doch Vorsicht! In dieser weißlichen Substanz sind jede Menge Warzenerreger enthalten, die nur auf eine günstige Gelegenheit warten, sich weiter auszubreiten. Dellwarzen treten bevorzugt bei Kindern im Gesicht, am Hals, den Armen und Beinen sowie seitlich am Oberkörper und in der Genitalregion auf.

Alterswarzen

Alterswarzen sind die zweite große Ausnahme. Auch sie haben nichts mit dem HP-Virus zu tun. Die auch seborrhoische Warzen genannten Hauterhebungen sind häufige Veränderungen im fortgeschrittenen Alter. Sie verschonen weder Frauen noch Männer, kommen allerdings familiär gehäuft vor. Alterswarzen sind scharf begrenzt und haben eine hellbraune bis schwarze Färbung. Sie können optisch leicht mit Muttermalen oder auch Melanomen verwechselt werden, sind im Gegensatz zu diesen aber immer gutartig.

Feigwarzen – hier ist Vorsicht angebracht

Feigwarzen sind Wucherungen im Genital- und Analbereich, die deshalb auch als Genitalwarzen bezeichnet werden. Sie lieben feuchte, warme Hautfalten und Schleimhäute und haben sich deshalb auf Vorhaut, Eichel, Schamlippen, Scheide, After, aber auch auf den Enddarm spezialisiert. Zonen eben, über die man nicht gerne spricht. Und das kann fatal sein, denn die normalerweise stecknadelkopfgroßen, rötlichen bis grauen Knötchen können in Ausnahmefällen blumenkohlartig wuchern. Ist das Immunsystem über längere Zeit geschwächt, können sie in das Gewebe einwachsen und es zerstören. Tabuthema hin oder her: Bei Genitalwarzen ist ein Arztbesuch unumgänglich. Denn auch bei dieser Warzenart sind Humane Papilloma-Viren Auslöser für die unangenehmen Hauterhebungen.

Im Gegensatz zu ihren Verwandten sind Feigwarzen höchst ansteckend und können sehr leicht beim Geschlechtsverkehr oder durch Schmierinfektion übertragen werden. Wer also unter Feigwarzen leidet, sollte zum Schutz des Partners nicht nur Kondome verwenden, sondern auch peinlich genau darauf achten, dass keine Handtücher gemeinsam benutzt werden.

Wenn der Po juckt und brennt, denken die meisten Menschen an ein Ekzem oder Hämorrhoiden. Das ist häufig ein Irrtum, es kann sich dabei durchaus auch um Feigwarzen handeln. Diese siedeln sich in der Analregion an und können das unangenehme Jucken und Brennen verursachen. In manchen Fällen beginnen sie sogar zu bluten. Um eine Verwechslung auszuschließen, ist es wichtig, diese Symptome von einem Spezialisten, einem Proktologen, untersuchen zu lassen. Nur er kann feststellen, welcher Quälgeist sich tatsächlich breit gemacht hat, und eine entsprechende Behandlung einleiten.

> **Neben HIV sind HPV weltweit die häufigsten Erreger sexuell übertragbarer Viruserkrankungen. In den modernen Industrienationen liegt das Risiko für eine Infektion mit diesen Viren bei 50 Prozent, allerdings erkranken nur etwa fünf Prozent der Menschen tatsächlich an Genitalwarzen.**

Wie diagnostiziert der Arzt Warzen?

Die Diagnose von Warzen ist recht simpel: Meist reicht dem Arzt eine eingehende Betrachtung, um festzustellen, ob es sich tatsächlich um eine Warze handelt. Ihr Erscheinungsbild und die Lokalisation geben ihm Auskunft darüber, welcher Typus es sich auf der Haut gemütlich macht. Bei Hautwucherungen, die nicht auf den »ersten Blick« eingeordnet werden können, betupft der Arzt den Hautbereich mit Essigsäure. Im Gegensatz zu gesunder Haut färbt sich Warzengewebe unter einer solchen Behandlung weiß. Diese Methode kommt zur Abklärung von Feigwarzen häufig zum Einsatz. Sollten danach immer noch Zweifel bestehen, wird sicherheitshalber eine kleine Gewebeprobe entnommen und im Labor eingehend untersucht.

Sie sollten mit Warzen zum Arzt, wenn

- sie im Genitalbereich angesiedelt sind,
- die Selbstbehandlung ohne Erfolg bleibt,
- sie sehr schmerzhaft sind,
- Sie sehr viele solcher Hautwucherungen haben,
- Sie über 45 Jahre alt sind,
- Sie nicht sicher sind, ob es sich bei der Hauterhebung tatsächlich um eine Warze handelt.

Moderne Behandlungsmethoden

Keiner muss heute mehr einer ahnungslosen Nacktschnecke den Schlaf rauben, weil sie um Mitternacht ihre heilsame Wirkung entfalten soll. Denn Schnecken, schwarze Katzen, Vollmond & Co. haben in der modernen Warzentherapie längst ausgedient. Dem

Arzt stehen heutzutage zahlreiche Methoden zur Verfügung, um den unangenehmen Hautwucherungen zu Leibe zu rücken.

Dreimal schwarzer Kater ...

Das Statussymbol der zaubernden Zunft wurde in früheren Zeiten stilgerecht mit allerlei »magischen« Hilfsmitteln beschworen. Die eingangs erwähnte Nacktschnecke, die in einer Vollmondnacht zur Geisterstunde über die Warze kriechen soll, gehört ebenso dazu, wie der Kopf eines Aals. Nachdem die Warze mit dem abgeschnittenen, noch »lebenden« Fischkopf in Berührung gekommen ist, muss dieser alsdann in der Erde vergraben werden ...

Doch nicht nur die magische Hausapotheke war um das Verschwinden von Warzen redlich bemüht. Auch in Sachen Heilpflanzen gibt es viele Tipps der Altvorderen. Ein altes Hausmittel ist hier Schöllkraut. Sein Saft, frisch aus den Stängeln auf die Warze aufgetragen, soll heilsame Wirkung haben. Auch Löwenzahnmilch, frischer Zwiebelsaft, zerstoßene Wacholderblätter und echter Hauswurz werden schon lange im Kampf gegen die hässlichen Hautwucherungen eingesetzt.

Die medizinische Fachliteratur kennt mehr als vierzig Verfahren, um Warzen den Garaus zu machen. Eine wenig medizinische, aber durchaus legitime Strategie kann beispielsweise Abwarten sein. Denn viele dieser Hautwucherungen verschwinden von alleine – allerdings oft erst nach Jahren. Aber Warzen sind hässlich. Und manches Mal tun sie auch weh. Sie können hinderlich sein, jucken oder bluten und, wenn sie in größerer Zahl an exponierter Stelle auftreten, sogar ihren Träger sozial ausgrenzen. Warzen sollten behandelt werden, wenn es medizinisch angezeigt ist, wie es beispielsweise bei Feigwarzen der Fall ist. Auch wenn sie in großer Anzahl auftreten oder der Betroffene ein arg gebeuteltes Immunsystem hat, kann eine Intervention durch den Arzt notwendig werden. Und schließlich ist der Wunsch, die lästigen und unschönen Hautwucherungen einfach loszuwerden, ein guter Grund, die Medizin um Rat zu fragen.

Je nach Alter, Typ, Ausbreitung und Lokalisation der Warze wird sich der Arzt für ein bestimmtes Behandlungsschema entscheiden. Es macht bei der Wahl der Therapie nämlich durchaus einen Unterschied, ob sich die Warze in der empfindlichen Region um die Augen oder eher an der robusten Haut der Hand angesiedelt hat. Denn eine Behandlung mit Ätzmittel ist im ersten Fall sicherlich wenig empfehlenswert. Kinder werden im Zweifelsfalle anders behandelt als Erwachsene, ebenso wie Patienten mit einer geschwächten körpereigenen Abwehr. Der Arzt kann schneiden, ätzen und auflösen – nur eines ist für die Betroffenen strikt verboten: selbst an der Warze herumzuschnippeln.
Ziel der Warzenbehandlung ist es, die mit dem Virus befallenen Zellen zu zerstören bzw. zu entfernen oder die körpereigene Immunantwort anzuregen und sie im Kampf um die Wucherungen als Verbündeten zu gewinnen. Da Warzen in der Regel gutartig sind, wird der Arzt immer möglichst nebenwirkungsarmen und wenig invasiven Methoden den Vorzug geben.

Cremen und Tupfen

Ob Tinktur, Creme, Lack oder Lösung – die Behandlung der unschönen Hauterhebungen mit so genannten »Lokaltherapeutika« erfordert viel Geduld und Disziplin vom Patienten. Sie muss mit äußerster Konsequenz mehrere Wochen, manchmal sogar Monate durchgeführt werden. Diese Mittel wirken nicht gegen die Viren selbst, sondern zerstören den Zusammenhalt zwischen den einzelnen Hornzellen und lösen so die Warze langsam auf. Deshalb muss die Behandlung unbedingt so lange durchgeführt werden, bis wirklich die ganze Warze und mit ihr die auslösenden HP-Viren verschwunden sind. Wer die Therapie frühzeitig abbricht, muss mit einer erneuten Warzenattacke rechnen.
Bei dieser lokalen Therapie wird die Warze zuerst mit warmem Wasser aufgeweicht. Diesen »Spülhände-Effekt« macht man sich zunutze, um die nicht durchbluteten Hautpartien der Wucherung vorsichtig mit einem Bimsstein entfernen zu können. Aber Vor-

INFO

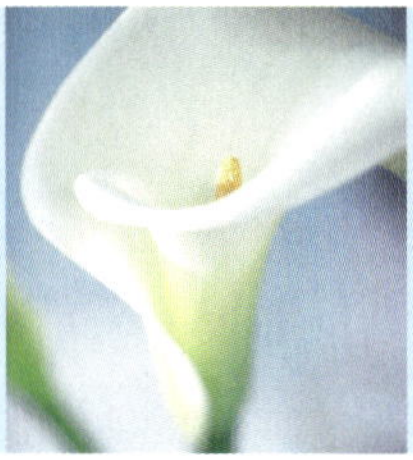

Besprechen von Warzen: Viel belächelt, glauben dennoch einige Wissenschaftler, dass gutes »Zureden« durchaus positive Auswirkungen haben kann. Allerdings weniger auf die Warze direkt, als vielmehr auf die Förderung der Selbstheilungskräfte. Besonders Kinder sind der Suggestivtherapie zugänglich. Wenn es hilft, erfolgreich eine Selbstheilung einzuleiten, warum nicht?

sicht! Umliegende Hautgebiete dürfen nicht verletzt werden. Es besteht nämlich die Gefahr, dass die Viren durch die Verletzung erneut in die Haut eindringen und ihr zerstörerisches Werk einfach in der Nachbarschaft fortführen. Ebenfalls zum Schutz der gesunden Haut sollten die nicht betroffenen umgebenden Stellen vor dem Auftragen der Lokaltherapeutika mit Vaseline oder Zinkpaste abgedeckt werden. Kommen Warzenpflaster zum Einsatz, ist es empfehlenswert, diese auf die Größe der Warze zuzuschneiden, damit die Haut ringsum nicht in Mitleidenschaft gezogen wird. So vorbereitet, können die aufweichenden und leicht ätzenden Substanzen schließlich auf die Hautwucherung aufgebracht werden.

Eiskalt – die Kryotherapie

Helfen alle »Auflöseversuche« nichts und halten sich die Wucherungen hartnäckig, wird der Arzt schwerere Geschütze auffahren. Zusätzlich zur Behandlung mit lokalen Therapeutika kann beispielsweise eine Kältetherapie (Kryotherapie) durchgeführt werden. Die Warze wird mit Hilfe von flüssigem Stickstoff oder Kohlensäureschnee mehrerer Sekunden lang vereist. Zwar werden die Viren bei dieser unterkühlten Prozedur nicht abgetötet, jedoch das körpereigene Abwehrsystem gegen die Papillomaviren auf den Plan gerufen. Außerdem bildet sich als eine weitere Konsequenz der »Eskimo-Behandlung« eine Blase, die sich mitsamt der Warze abhebt. Lange Zeit gehörte die Kryotherapie ausschließlich in die Hände eines erfahrenen Arztes. Mittlerweile gibt es jedoch in den Apotheken Sprühdosen zum Hausgebrauch, mit deren Hilfe Patienten ihre Warzen selbst eiskalt abservieren können. Allerdings eignet sich dieses Verfahren nicht für jede Warze, deshalb ist ein Gespräch mit dem Arzt vorab empfehlenswert. Wer nämlich allzu sorglos mit der Instantkälte umgeht, riskiert Narben, Gewebe- oder auch Nervenschädigungen.

Infrarot – Bahn frei für die Abwehrkräfte

Hartnäckigen Warzen ist manchmal schwer beizukommen – sehr zum Leidwesen der Patienten. Eine noch relativ junge Alternative zur klassischen Kältetherapie stellt die Behandlung mit Infrarotlicht dar. Nach einer zweitägigen Behandlung mit Warzenpflaster bestrahlt der Dermatologe die Hautwucherung mit einem speziellen Infrarotlicht. Die Haut irritierende Anteile der Strahlung werden dabei herausgefiltert, der gut verträgliche Teil dringt in die Haut ein und entfaltet dort seine Wärmewirkung. Dadurch kommt es zu einer Erweiterung der kleinsten Blutgefäße und zu einer verbesserten Durchblutung der Region, in der es sich die Papillomaviren bequem gemacht haben. Das bedeutet »Bahn frei« für die körpereigenen Abwehrtruppen, die sich durch diesen Effekt leichter an die Viren heranpirschen und sie wirkungsvoller bekämpfen können. Die halbstündige Behandlung erfolgt insgesamt dreimal im Abstand von je drei Wochen.

Wenn sonst nichts hilft – chirurgische Verfahren

Therapieresistente Warzen, die starke Beschwerden verursachen, können im Zweifelsfalle auch chirurgisch entfernt werden. Allerdings kommt dieses Verfahren wegen der hohen Rückfallgefahr und der potenziellen Narbenbildung nur für Einzelwarzen in Betracht. Eine Alternative dazu stellt die Ausschabung dar, bei welcher das Warzengewebe unter einer lokalen Betäubung mit einem sehr scharfen Löffel entfernt wird. Auch die Zerstörung des Gewebes durch Ausbrennen mittels Hochfrequenzstroms ist eine Möglichkeit, die allerdings nur sehr selten zum Einsatz kommt.

Anleihe bei anderen Therapienformen

Eine ganz andere Methode im Kampf um die Warzen kommt aus der Krebstherapie. Bei besonders hartnäckigen Hautwucherungen kann der Arzt kleinste Mengen eines Zytostatikums unter das betroffene Hautareal spritzen. Dieser Wirkstoff aus der Krebstherapie hemmt die Zellteilung und sollte wenige Wochen später dafür sorgen, dass sich die lästige Warze auflöst. Auch Immunmodulatoren, eine weitere Substanzklasse, wurden ursprünglich nicht für die Behandlung von Warzen entwickelt. Dennoch erweisen sich diese Wirkstoffe als äußerst hilfreich, weil sie das Immunsystem auf Trab bringen. Der Wirkstoff wird dreimal pro Woche nachts auf die Feigwarzen aufgetragen, wo er sechs bis zehn Stunden einwirken soll. Nach einigen Wochen Behandlung kann in vielen Fällen Warzenfreiheit erzielt werden.

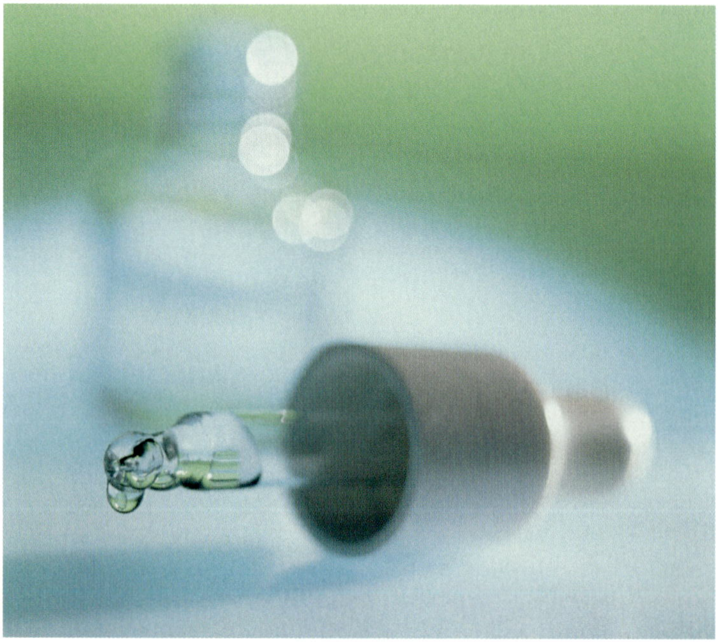

Hilfe durch Wirkstoffe aus der Krebsforschung.

Wirkstoffe in der Warzentherapie

Leider gibt es sie noch nicht, die ultimative Warzentherapie. Langwierig sind sie alle, Warzenfreiheit ist bei keiner zu hundert Prozent garantiert, Rückfälle sind nie ausgeschlossen.

Zu den häufigsten Arzneimitteln, die bei gewöhnlichen Warzen zum Einsatz kommen, gehören Salicylsäure-Zubereitungen. Als Lösung, Salbe oder Pflaster wird die Substanz auf die Hautwucherung aufgebracht. Salicylsäure knackt den Zusammenhalt zwischen den verhornten Zellen. Dabei wird die obere Hautschicht regelrecht aufgeweicht und kann anschließend leicht entfernt werden. Das Zauberwort dieser Therapie: Konsequenz!

Oft wird Salicylsäure auch mit einer weiteren Substanz kombiniert: der Milchsäure. Gemeinsam sind sie noch stärker, denn aufgrund der leicht ätzenden Wirkung der Milchsäure können die Wirksubstanzen besser in die Hautwucherung eindringen und der Warze ganz schön zusetzen.

Es gibt übrigens noch einige andere ätzende Wirkstoffe, die bei der Behandlung von Warzen genutzt werden: Monochloressigsäure oder eine Kombination aus Eisessig, Oxalsäure und Salpetersäure. Wirklich starker Tobak, der die veränderte Hautregion verätzt und absterben lässt. Allerdings gehören diese ätzenden Mischungen unbedingt in die Hände eines Profis, denn unsachgemäße Handhabung kann äußerst schmerzhaft enden.

Die Warzenzellen gezielt bekämpfen

Zytokine sind Substanzen, die stark zellschädigend wirken. So blockiert Podophyllotoxin, ein Wirkstoff aus dem Harz eines mexikanischen Baumes, die Zellteilung und sorgt dafür, dass die Warze abstirbt. Podophyllotoxin eignet sich besonders gut zur Therapie von Genitalwarzen und wird als Creme oder Lösung aufgetragen.

Auch Bleomycin, ein Wirkstoff aus der Krebstherapie, macht hartnäckigen Warzen das Leben ganz schön schwer. Die Substanz, mit einer kleinen Stichlanzette in die befallene Hautregion

eingebracht, zwingt die Warzenzellen dazu, ihr genetisches Programm auf »Absterben« umzuschalten.
5-Fluouracil ist ein weiterer »Kampfstoff«, der sich in das genetische Programm von Zellen einmischt. Er sorgt dafür, ähnlich wie Podophyllotoxin, dass die Zellteilung unterbrochen wird und die Wucherung abstirbt. 5-Fluouracil wird als Lösung über mehrere Wochen auf die betroffene Region aufgebracht.
Tretionin, Vitamin A-Säure, ist ein so genanntes Retinoid und hemmt die Vermehrung und Ausdifferenzierung der Hautzellen. Besonders Flachwarzen werden mit entsprechenden Cremes, die diesen Wirkstoff enthalten, behandelt.

Die grüne Apotheke

Wer sich lieber auf die grüne Hausapotheke verlässt, ist mit Thuja gut beraten. Meist in Potenzen von D3 bis D12 verabreicht, soll der Lebensbaum helfen, das Immunsystem zu stärken und die Vermehrung der Hornmasse zu hemmen. Auf Nummer sicher geht man, wenn man ein entsprechendes Thuja-Extrakt zusätzlich auf die Warze auftupft.
Als altes Hausmittel gilt das viel gefürchtete Rizinusöl – das aber glücklicherweise nicht eingenommen, sondern nur mehrmals täglich auf die Hauterhebung gerieben werden muss. Auch Teebaumöl scheint so manches Mal Erfolge zu erzielen. Ringelblumenblätter eine Woche lang in Essig ziehen lassen und die Warzen damit bestreichen soll ebenfalls helfen, der Hautwucherungen Herr zu werden. Eine Zwiebel, aufgeschnitten in Scheiben, dient sie in diesem Fall nicht als Zutat zum Kochen, sondern wird vielmehr mit Hilfe einer Mullbinde über Nacht an die Warze gebunden. Nicht weniger stark riechend, aber dafür kurz und schmerzlos: Knoblauchzehe aufschneiden und Hautwucherungen sofort damit einreiben.
Und noch eine Anleihe aus der Küche: Einen Esslöffel Salz und einen Esslöffel Essig in einem Fläschchen mischen und die Warze drei Mal täglich einstreichen.

So schützen Sie sich vor Warzen

- Warzen lieben es feucht – wie die meisten Protagonisten dieses Buches. Deshalb sollten Sie gerade diesem Aspekt viel Aufmerksamkeit schenken. Im Zweifelsfall verhindern Sie damit nämlich nicht nur die Ansteckung mit Warzen, sondern reduzieren auch gleichzeitig die Gefahr, sich einen Pilz einzufangen!
- Benutzen Sie keine Handtücher oder Waschlappen gemeinsam mit Ihrem Partner oder Ihrer Familie.
- Sollten Sie an Warzen leiden, waschen Sie jene Kleidungsstücke, die damit in Berührung kommen, wie z. B. Socken, immer im Kochwaschgang.
- Trocknen Sie, vor allem in Schwimmbädern, Sportanlagen und Saunen, Ihre Finger- und Zehenzwischenräume besonders sorgfältig ab. Tragen Sie Badeschuhe.
- Tragen Sie in Räumen, die auch oft von fremden Menschen genutzt werden, wie z. B. Hotelzimmer, stets Schuhe bzw. Pantoffeln.
- Sparen Sie Warzen beim Eincremen aus. Durch das Auftragen besteht die Gefahr, dass sich die Warzenviren durch das Verschmieren ausbreiten.
- Waschen Sie sich nach der Behandlung Ihrer Warzen immer die Hände.
- Wer an Gentitalwarzen leidet, ist mit Wegwerfslips und Einmal-Waschlappen gut bedient. Eine erneute Infektion kann so verhindert werden.
- Grundsätzlich senkt ein starkes Immunsystem das Risiko für eine Infektion. Neben einer ausgewogenen Ernährung und regelmäßiger Bewegung helfen Zink, Magnesium und eventuell Enzyme, die körpereigenen Abwehrtruppen auf Vordermann zu bringen.

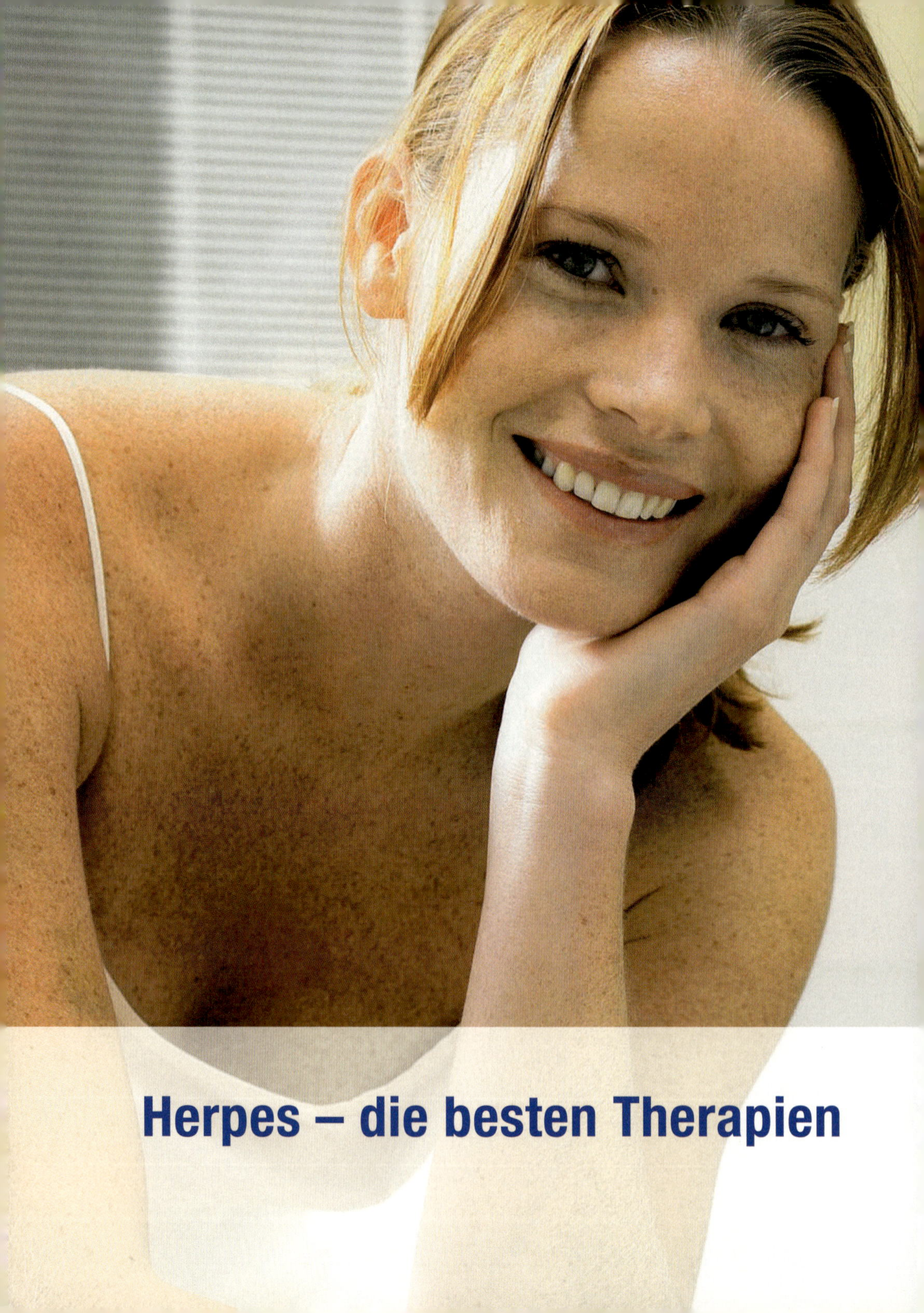

Herpes – die besten Therapien

Schon im alten Griechenland waren die lästigen und oft schmerzhaften Infektionen mit Herpesviren bekannt. Das altgriechische Wort »Herpes« bedeutet so viel wie »schleichender Schaden«. Eine treffende Bezeichnung, bedenkt man, dass Lippenherpes meist in schöner Regelmäßigkeit wiederkehrt.

Schon wieder . . .

Erst kribbelt, juckt und brennt es nur. Wenige Stunden später zeigen sich dann die typischen kleinen Bläschen an der Lippe. Und spätestens dann weiß man, was einem nun »blüht«: Lippenherpes. Schon wieder. Denn meist ist es mit dem einmaligen Auftreten der schmerzhaften Bläschen nicht getan. Die durch Viren ausgelöste Erkrankung ist äußerst hartnäckig und kann in Schüben immer wieder auftreten. Während aber manche Betroffene nur gelegentlich mit einer dicken Lippe zu kämpfen haben, werden andere mehrmals im Jahr von den schmerzhaften Lippenbläschen heimgesucht. Schuld daran ist ein kleines Virus mit dem Namen Herpes-simplex-Virus Typ 1, kurz HSV-1.

Herpesviren sind sehr ansteckend! Die Flüssigkeit in offenen Bläschen enthält zahllose Viren, die z. B. beim Küssen weitergegeben werden. Sie dürfen die Bläschen nie aufkratzen, weil Sie sonst die Viren auf der Haut und an den Händen verteilen.

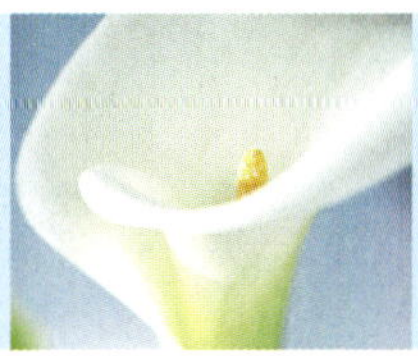

INFO

Doch hinter dem Begriff Herpes-Viren versteckt sich nicht nur der Auslöser der Lippenbläschen. Vielmehr haben wir es mit einer ganzen Familie ungemütlicher Zeitgenossen zu tun. Die drei wichtigsten Vertreter ihrer Zunft sind der Herpes-simplex-Virus Typ-1 und Typ-2 sowie das Varizella-Zoster-Virus. Und wie es sich eben gehört in der nahen Verwandtschaft, haben alle drei etwas gemeinsam: Sie alle lösen Erkrankungen aus, die kleine, flüssigkeitsgefüllte Bläschen auf geröteter und oft etwas geschwollener Haut zur Folge haben.

Jeder fünfte Erwachsene dürfte mit dem Herpes-Simplex-Virus Typ 2 infiziert sein.

Herpes-Viren – keine nette Familie

Herpes-simplex-Virus Typ 1 (HSV-1)

Ursprünglich ist dieses Virus hauptsächlich für Infektionen im Kopf- und Mundbereich verantwortlich; es ist der prominenteste Vertreter seiner Familie. Es verursacht nässende Bläschen an Lippen und rund um den Mund, kann aber auch die Gesichtshaut befallen. So beispielsweise an den Wangen, am Naseneingang oder am Ohr. Eine sehr gefürchtete Variante ist die Bildung von Herpesbläschen in den Augen. In diesem Fall muss schnell gehandelt werden, sonst kann das Augenlicht Schaden nehmen.

Sexualpraktiken brachten es mit sich, dass sich HSV-1 auch längst nicht mehr nur mit der Kopfregion zufrieden gibt. Mittlerweile verursacht er auch 40 Prozent aller Herpes-Infektionen im Genitalbereich – und macht damit seinem Vetter, dem Typ-2-Virus, gehörig Konkurrenz.

Herpes-simplex-Virus Typ-2 (HSV-2)

Die von HSV-1 und HSV-2 hervorgerufenen Krankheitsbilder sind klinisch kaum zu unterscheiden, da diese beiden Vertreter der Familie sehr nahe miteinander verwandt sind. Allerdings hat sich das Herpes-simplex-Virus Typ-2 auf etwas pikantere Stellen spezialisiert: den Genitalbereich und die Region rund um den After. Auch hier entstehen schmerzhafte Bläschen sowie leichte Rötungen und Schwellungen an den befallenen Stellen. Nicht selten kommt noch eine Vergrößerung der entsprechenden Lymphknoten hinzu. Ebenso wie sein Verwandter HSV-1 befällt auch HSV Typ-2 Haut und Schleimhäute. In seiner Rückzugsphase ist auch das Nervensystem betroffen. Die Wissenschaft geht davon aus, dass inzwischen jeder fünfte Erwachsene mit diesem Virus infiziert ist.

Varizella-Zoster-Virus

Das Varizella-Zoster-Virus löst die Kinderkrankheit Windpocken aus, die in gleicher Form allerdings auch Erwachsene befallen kann. Die Viren können sich nach einer solchen Erkrankung an bestimmten Nervensträngen entlang der Wirbelsäule zurückziehen und dort für Jahrzehnte ruhen. In manchen Fällen flammt die Windpocken-Infektion wieder auf. Typischerweise entstehen gürtelförmig an einer Seite des Rumpfes regelrechte »Bläschen-Nester«, die äußerst schmerzhaft sein können. Nicht umsonst kennt der Volksmund die Erkrankung unter dem treffenden Namen »Gürtelrose«.

Lebenslanges Risiko

Menschen, die mit Lippenherpes zu kämpfen haben, sind in guter Gesellschaft. 90 Prozent aller Deutschen, so vermutet die Wissenschaft, tragen das Herpes-simplex-Virus in sich. Viele, ohne es zu wissen. Denn nicht jeder, der das Virus in sich hat, muss auch tatsächlich an Lippenherpes leiden. Dabei findet die Erstinfektion häufig schon im Kindesalter statt, allerdings bleibt sie zu diesem Zeitpunkt oft unbemerkt.

Das Herpes-Virus selbst wird durch Schmierinfektion oder direkten Kontakt weitergegeben. Wer einmal »das falsche Glas« erwischt hat, kennt das Phänomen – wenige Tage später ziert eine Gruppe schmerzhafter Bläschen Ober- oder Unterlippe. Das Virus hat die obersten Zellen der Haut angegriffen und sich dort explosionsartig vermehrt. Doch damit noch nicht genug. Sind die Symptome, die Bläschen, abgeklungen, bereitet das Herpes-Virus bereits seinen nächsten Angriff vor. Zunächst wandert es unbemerkt von den Lippen entlang den Nervenbahnen zu den Nervenwurzeln. Dort macht es sich der Quälgeist so richtig bequem und verfällt in eine Art »Winterschlaf«. Ungestört dämmert er vor sich hin, bis die Gelegenheit für einen neuen Angriff naht. Kann nämlich das Immunsystem das ruhende Herpes-Virus nicht mehr in Schach halten, wird es wieder aktiv und wandert entlang den Nervenbahnen zurück in die Hautzellen des Mundbereiches. Dort »kapert« es gesunde Zellen, programmiert ihre Erbinformation um und zwingt sie so, neue Viren zu produzieren.

Das Spiel beginnt wieder von neuem. So dauert es auch nicht lange, bis die Lippe wieder kribbelt, juckt und brennt. Diesen Vorgang nennt die Medizin »Reaktivierung«, da das Virus nach einer Ruhephase neue Aktivitäten im Körper startet.

Was die Viren auf den Plan ruft

Schnell noch Koffer packen und dann ab ins Flugzeug. Endlich ist er da, der lange ersehnte Urlaub im sonnigen Süden. Doch Strandurlaub, Segeltörn oder Cabrio-Tour in südlichen Gefilden halten oft eine schmerzhafte Überraschung bereit. Ein kräftiger Herpesschub hat schon so manchem Sommerfrischler den Appetit auf die würzige Pasta verdorben.

Oft ist die intensive Sonnenbestrahlung daran schuld, dass zu gänzlich unpassender Zeit die schmerzhaften Bläschen an der Lippe auftreten. Exzessive UV-Strahlung kann nämlich die Herpesviren aus ihrem »Winterschlaf« reißen und aus den Nervenwurzeln hervorlocken. Und das nicht nur im Süden. Auch Skifahrer, die im Frühling ihre Schwünge auf dem Gletscher vollführen, sind gefährdet. Trockene Lippen plus erste Frühlingsstrahlen sind ein gefundenes Fressen für Herpes-simplex Typ-1.

Doch nicht nur die Sonne vermag die gefürchteten Bläschen wieder zum Vorschein zu bringen. Auch Fieber kann die Viren wieder aktivieren – worauf auch die volkstümliche Bezeichnung »Fieberblasen« hinweist. Überhaupt schlagen die Quälgeister gerne dann zu, wenn das Immunsystem geschwächt ist und mit den Eindringlingen nicht mehr fertig wird.

Eine andere Erfahrung, die auch schon viele Herpes-Geplagte gemacht haben: Psychische Faktoren wie Ekel, starke Angstgefühle oder Stress können ebenfalls Lippenbläschen hervorrufen, und zwar ziemlich schnell. Generell gilt: Immer wenn der Körper unter einer starken Belastung steht, die seine Abwehrkräfte schwächt, droht das Virus wieder aktiv zu werden und die schmerzhaften Bläschen auszulösen.

Küssen verboten

Zieren die schmerzhaften und unschönen Bläschen erst einmal die Lippen, kann einem das ein romantisches Tête-à-Tête ganz schön verleiden. Und das ist auch gut so, denn sobald sich der Herpes zeigt, ist die Ansteckungsgefahr sehr hoch. Die Flüssigkeit in den offenen Bläschen enthält zahllose Viren, die weitergegeben werden. Erst wenn der gesamte Herpes mit Schorf bedeckt ist, besteht keine Ansteckungsgefahr mehr. Um zu vermeiden,

dass sich andere Personen anstecken, heißt es, sich in Sachen Küssen einige Tage in Enthaltsamkeit zu üben.
Grundsätzlich gilt bei akuten Herpesbläschen die Maxime: Finger weg! Nicht an den Pusteln drücken oder kratzen, sonst können die Viren auf der angrenzenden Haut und den Händen verteilt werden. Deshalb sollten nach jeder Berührung der erkrankten Hautstellen, auch beispielsweise nach dem Auftragen von Cremes, unbedingt die Hände gründlich gewaschen werden.
Aber auch anderenorts schlummern Gefahren. So sind Zahnbürsten eine ideale Brutstätte für Bakterien, Pilze und eben Viren. Wer verhindern will, dass nach einer abgeklungenen Erkrankung im Mundraum, beispielsweise einer Zahnfleischentzündung oder Herpes, die Erreger im Verborgenen überleben, sollte die Zahnbürste unbedingt erneuern. Durchschnittlich verbraucht jeder Deutsche 1,8 Zahnbürsten pro Jahr. Um aber eine optimale Mundhygiene zu gewährleisten, sollte alle zwei bis drei Monate ein neuer Zahnschrubber ins Haus.

INFO

Besonders Eltern mit Lippenherpes sollten sich intensiv um Hygiene bemühen, damit die Krankheit nicht auf ihr Baby übertragen wird. Die Bundesvereinigung der Deutschen Apothekerverbände (ABDA) rät, dass weder der Schnuller abgeleckt noch das Kind geküsst werden sollte. Zwar stecken sich die meisten Menschen bereits vor dem sechsten Lebensjahr mit den Herpesviren an, dies sollte aber möglichst nicht schon im Säuglingsalter geschehen.

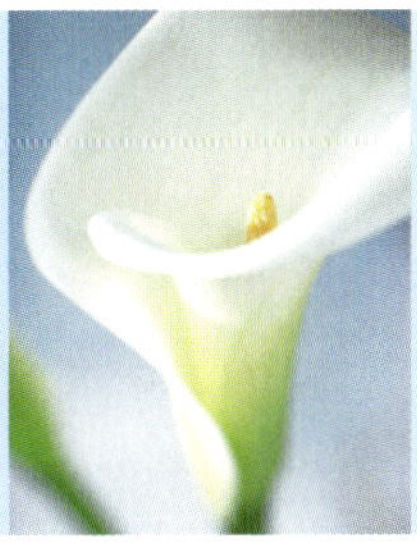

Selbst wenn die Bläschen bereits am Verkrusten und Abheilen sind, ist Vorsicht geboten. Denn obwohl die akute Ansteckungsgefahr gebannt ist, kann es zum Beispiel durch Aufkratzen des Schorfs zu einer Infektion mit Bakterien kommen. In der Medizin wird dies als »bakterielle Superinfektion« bezeichnet. In solchen Fällen müssen oft neben der Behandlung des Herpes auch noch Medikamente gegen die Bakterien verabreicht werden.

Krankheitsverlauf bei Lippenherpes

Ist das Herpesvirus außer Kontrolle geraten, wandert es entlang den Gesichtsnerven zurück an die Hautoberfläche, und ein erneuter Befall mit den schmerzhaften Bläschen steht bevor. Der Verlauf einer typischen Herpeserkrankung kann in fünf Stadien eingeteilt werden.

Stadium 1: Das Frühstadium. In dieser Phase der Erkrankung ist der Lippenherpes selbst noch unsichtbar. Dennoch hat er bereits mit seinem zerstörerischen Werk begonnen und die Zellen der obersten Hautschicht befallen. In den ersten Stunden oder am ersten Tag der Attacke spüren Betroffene vorerst nur ein Kribbeln, Jucken, Brennen oder auch Spannen.

Stadium 2: Die Bläschenbildung. Jetzt zeigt der Herpes sein wahres Gesicht, und die schmerzhaften Bläschen erscheinen. Die frischen Pusteln sind mit einer klaren Flüssigkeit gefüllt, die zahllose Viren enthält. Ein bis zwei Tage kämpfen Betroffene mit den prallen Bläschen und sind dabei hoch ansteckend.

Stadium 3: Das Aufplatzen. Bei jeder unvorsichtigen Berührung platzen die Bläschen auf. Sie nässen stark und zeigen oft einen roten, entzündeten Rand.

Stadium 4: Die Abheilung. Für gewöhnlich schließen sich die Herpesbläschen nach einigen Tagen und trocknen aus. Eine Kruste bildet sich als Zeichen des einsetzenden Heilungsprozesses. Unter dem Schorf bildet sich neue Haut. Jetzt kämpfen die Betroffenen häufig mit blutenden Rissen, da die Kruste oft spröde ist und bei Beanspruchung zum Aufplatzen neigt. Dieses Stadium ist zwar unangenehm, aber es besteht keine Ansteckungsgefahr mehr.

Stadium 5: Die Heilung. Nach spätestens 14 Tagen heilt ein Lippenherpes unbehandelt ab. Der Schorf fällt ab, und darunter kommt die neue, noch leicht rosarote Haut zum Vorschein.

Schachmatt den Viren

Die schlechte Nachricht: Lippenherpes ist im eigentlichen Wortsinn nicht heilbar, da die Viren nie zur Gänze aus dem Körper vertrieben werden können. Ist es erst einmal zu einer Infektion

gekommen, befinden sich die Erreger ein Leben lang im Nervensystem.
Aus diesem Grund kann man auch nie gegen Herpes immun werden, selbst dann nicht, wenn eine Herpesinfektion bereits erfolgreich ausgestanden wurde. Die gute Nachricht: Ganz wehrlos ist man den Viren nicht ausgeliefert. Es gibt eine ganze Reihe Möglichkeiten, die Viren und ihre Symptome, die Bläschen, in Schach zu halten.

Bewährte Behandlungen

Die gängigste Methode, der schmerzhaften Pusteln Herr zu werden, ist der Einsatz von so genannten »Nukleosid-Analoga«. Das Virus besitzt, wie wir Menschen auch, Erbinformationen in Form von DNS (Desoxyribonukleinsäuren), die es zum Leben benötigt. Diese DNS besteht aus verschiedenen Bausteinen, die wichtigsten sind die Nukleoside. Die »Nukleosid-Analoga« ähneln nach außen diesen Original-Bausteinen, sind aber genau genommen Trojanische Pferde. Bauen nämlich die Viren diese Trojanischen Pferde in die Erbinformation ein, bekommt ihnen das schlecht. Denn einmal in die Viren-DNS integriert, enthüllen sie ihr wahres Gesicht und verhindern, dass die Erbinformation korrekt und vollständig an die Nachkommen weitergegeben werden kann. Damit ist die nächste Virengeneration zum Sterben verurteilt und kann keinen Schaden mehr anrichten.
Allerdings ist eine komplette Vernichtung des Erregers im Körper auch mit dieser Behandlung nicht möglich. Immerhin wird die Virenvermehrung gestoppt, der Krankheitsverlauf gemildert und verkürzt.
Einer der bekanntesten Wirkstoffe ist sicherlich Aciclovir, das von verschiedenen Unternehmen in Creme- und Tablettenform angeboten wird. Aber es gibt einen wichtigen Unterschied zwischen den beiden Darreichungsformen: Während die Herpescreme rezeptfrei in der Apotheke erhältlich ist, ist für die Tabletten ein Rezept des behandelnden Arztes nötig.

Heilkraft aus der Natur

Doch nicht nur die Pharmaindustrie hält Wirkstoffe gegen die lästigen Plagegeister parat. Auch Mutter Natur hat einiges auf Lager, was den Lippenbläschen das Leben schwer macht.
Eine Creme, hergestellt aus der bekannten Heilpflanze Melisse (Melissa officinalis), kann bei Lippenherpes helfen. Ebenso wie ein Extrakt aus Salbeiblättern. Beides bekommt man rezeptfrei in der Apotheke. Auch Zinksulfat, als Creme oder Gel aufgetragen, schmeckt den Pusteln wenig. Bewährte Hausmittel sind Zahnpasta und Labiosan, das Sie auch als »Gletscher-Creme« kennen.
An einer äußerst schmackhaften Therapie arbeiten zur Zeit Wissenschaftler in Amerika. Es gelang ihnen, mit gefriergetrocknetem Rotweinkonzentrat das Herpes-simplex-Virus Typ-1 abzutöten. Gleichzeitig schien die Behandlung auch die Schwellungen zu lindern und die Krustenbildung zu verhindern. Die Forscher vermuten, dass die Wirkung auf den Gerbstoff Tannin zurückgeht, der die Virenpartikel einhüllt und neutralisiert.
Und noch eine andere Beere hat die Wissenschaft ins Visier genommen: die Johannisbeere. In Labortests wurde das Extrakt der schwarzen Johannisbeere in verschiedenen Verdünnungen gegen Herpes-Viren eingesetzt. Mit erstaunlichem Erfolg: Mit einer hundertfachen Verdünnung konnten HSV-1 und HSV-2 am Wachstum gehemmt werden.
Auch mit Laser rücken manche Ärzte den schmerzhaften Bläschen zu Leibe. Sie haben herausgefunden, dass manche Patienten, bei denen sich immer wieder die lästigen Pusteln auf der Lippe bilden, von einer Bestrahlung mit dem Softlaser profitieren. Allerdings handelt es sich hier weniger um eine klassische Laser-Behandlung, weil kein unmittelbarer Effekt im Gewebe erzielt wird. Experten vermuten vielmehr, dass durch den Impuls des Lasers biologische Zellvorgänge stimuliert werden, die das Immunsystem auf Trab bringen. Diese Behandlungsform hat schon einigen Menschen geholfen, ist aber als schulmedizinisches Verfahren nicht anerkannt.

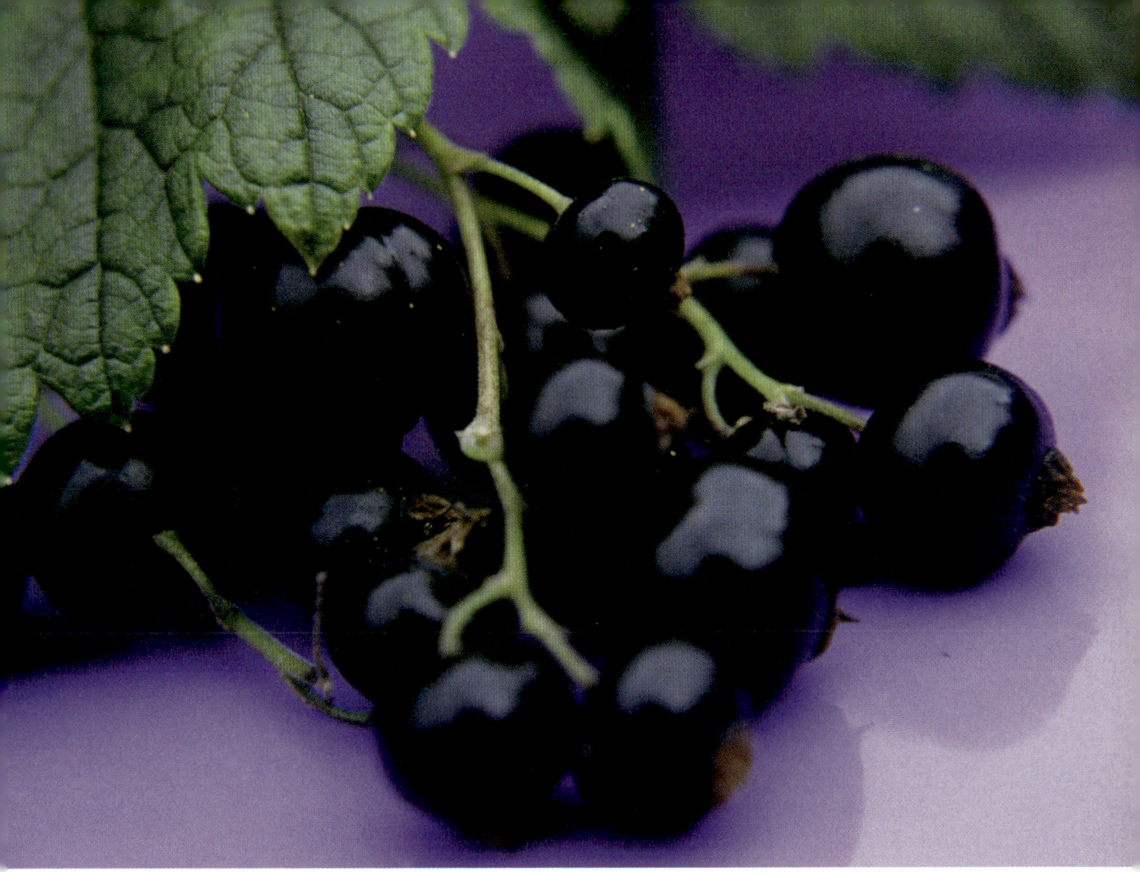

Die Johannisbeere – vielleicht wächst in unseren Gärten bereits das nächste Mittel für eine erfolgreiche Herpesbehandlung.

Vorsorgen – Tag für Tag

Behandeln ist gut, vorbeugen ist besser. Auch bei Lippenherpes gibt es eine ganze Reihe von Vorsichtsmaßnahmen, die helfen können, dass die lästigen Lippenbläschen gar nicht erst entstehen. Zur wirkungsvollen Prophylaxe gehört allen voran eine konsequente Lippenpflege.

Lippenpflege

Spröde, rissige Lippen machen es dem Virus leichter, in Aktion zu treten. Besonders wichtig ist es, bei starker UV-Strahlung entsprechende Schutz- und Pflegemaßnahmen zu ergreifen. Da Sonnenlicht bei vielen Menschen ein Auslöser für Herpesbläschen ist, tut Schutz Not. Starke Sonnenschutzcremes oder noch besser Sunblocker auf und um den Mund aufgetragen können Schlimmeres verhindern.

Schlagkräftige Abwehr

Wer regelmäßig an Lippenherpes leidet, sollte auch unbedingt sein Immunsystem stärken. Nur ein intaktes Immunsystem vermag die Viren auf lange Sicht in Schach zu halten. Neben einer ausgewogenen vitamin- und mineralstoffreichen Ernährung können pflanzliche Präparate helfen, die körpereigene Abwehr auf Vordermann zu bringen. Sonnenhutpräparate (Echinacea) oder kanadische Gelbwurzel (Hydrastis canadensis), Vitamin C, Zink und Selen sind hier starke Verbündete. Apropos Ernährung: Auch mit Messer und Gabel können Sie viel dafür tun, dass die Lippenbläschen gar nicht erst auftreten.

Virenschutz auf dem Teller

Wer häufig unter Herpes leidet, sollte Schokolade, Nüsse, Mais, Reis und Gelatine besser meiden.

Experten zufolge kann mit der richtigen Ernährung die Wahrscheinlichkeit einer Herpeserkrankung verringert werden. Die Wissenschaftler haben herausgefunden, dass die Verbreitung des Herpesvirus im Körper durch bestimmte Lebensmittel gefördert wird. Wer also häufig an den schmerzhaften Pusteln leidet, sollte besser die Finger von Schokolade, Nüssen, Mais, Reis und Gelatine lassen, da diese Lebensmittel einen hohen Anteil an der Aminosäure L-Arginin haben. Im Gegenzug dazu sollten Geflügel, Fisch und Milchprodukte regelmäßig auf den Tisch kommen – diese Lebensmittel enthalten nämlich viel von der Aminosäure L-Lysin, die hilft, das Virus zu unterdrücken. Lysin kann übrigens auch als Salbe aufgetragen oder in Tablettenform eingenommen werden – sprechen Sie mit Ihrem Arzt oder Apotheker darüber.

Stress abbauen

Da auch psychische Faktoren eine Rolle bei der Entstehung der Lippenbläschen spielen können, helfen Strategien zur Bewältigung solcher Situationen zugleich gegen Herpes. Stress ist beispielsweise ein solcher Auslösefaktor. Unabhängig davon, dass Stress allgemein negative Auswirkungen auf die Gesundheit hat, schwächt er auch das Immunsystem. Meditation, Yoga oder andere Entspannungsübungen bauen Stress ab und können so helfen, Herpes zu vermeiden.

Zum Arzt – wann der Experte gefragt ist

Obwohl Lippenherpes an sich eine relativ harmlose Erkrankung ist, gibt es dennoch Situationen, in denen ein Arztbesuch dringend angeraten ist. Wenn Sie beispielsweise akut an Lippenbläschen leiden und plötzlich Schmerzen in den Augen verspüren oder sich eine erhöhte Lichtempfindlichkeit bemerkbar macht, sollten Sie möglichst schnell einen Arzt aufsuchen. Möglicherweise hat das Virus auf das Auge übergegriffen, und es könnte zur Beeinträchtigung der Sehkraft kommen.

Auch wenn der Herpesbefall sehr ausgedehnt ist und sich nicht mehr nur auf den Mund beschränkt, sollte der Rat eines Experten hinzugezogen werden.

Wer sich während einer Herpesinfektion matt und abgeschlagen fühlt, Fieber oder geschwollene Lymphknoten bekommt, gehört in jedem Fall in die Hände eines Arztes.

Auch bei lange anhaltendem Herpes, länger als zehn Tage, sollten Sie ärztlichen Rat einholen.

Aphthen – Qual im Mund

Plötzlich ist sie da – die kleine Stelle im Mund, die sich irgendwie so »wund« anfühlt. Eine Inspektion im Spiegel enthüllt schließlich meist kleine, rote Geschwüre, bedeckt mit einem weißlichen Film: Aphthen, Defekte der Mundschleimhaut. Sie treten vor allem an der Innenseite der Wangen, der Lippen oder an und unter der Zunge auf, machen aber auch vor dem Zahnfleisch nicht Halt. Zwar sind die stecknadelkopf- bis linsengroßen Geschwüre an sich harmlos, aber wegen der brennenden Schmerzen, die sie verursachen, äußerst unangenehm: Den Betroffenen kann das Essen und Sprechen für ein bis zwei Wochen zur regelrechten Qual werden.

Normalerweise heilen sie innerhalb von fünf Tagen bis zwei Wochen von selbst wieder ab. Manche Menschen werden allerdings von besonders großen Exemplaren geplagt – diese sind oft länger aktiv, heilen deutlich schwerer und können sogar zu Fieber und geschwollenen Lymphknoten führen. Hier ist ein Arztbesuch dringend angeraten.
Unsere erste Bekanntschaft mit den kleinen, schmerzhaften Geschwüren machen wir meist bereits in der Kindheit, denn die Erkrankung manifestiert sich in vielen Fällen schon vor dem 20. Lebensjahr. Zwar bleiben die Betroffenen dann oft jahrelang von Aphthen verschont. Doch ganz plötzlich machen sich die schmerzhaften Quälgeister wieder von einem Tag auf den anderen im Mund breit. Ebenso liegen die entzündlichen Bläschen »in der Familie«. Ein gehäuftes Auftreten in der nächsten Verwandtschaft ist durchaus keine Seltenheit. Warum das so ist, weiß jedoch niemand so genau.
Überhaupt scheinen Aphthen zu den Mysterien in der Medizin zu gehören. Obwohl fast jeder in seinem Leben früher oder später einmal damit zu kämpfen hat, ist bisher recht wenig über die Ursachen bekannt. Bis vor kurzem nahm man an, dass Viren für die Entstehung der Geschwüre verantwortlich seien. Heute ist sich die Wissenschaft da nicht mehr so sicher. Während so mancher Experte nach wie vor die Viren-These favorisiert, sprechen andere von einer Autoimmunreaktion. Demnach soll, ähnlich wie bei Rheuma oder auch Typ-1-Diabetes, das fehlgeleitete Abwehrsystem des Körpers das eigene Gewebe angreifen und die Aphthen auslösen.
Wie auch immer: Fest steht, dass die Ursachen für diese Entzündungen der Mundschleimhaut bis heute nicht abschließend geklärt sind. Aber die Wissenschaft ist ihnen auf der Spur. Mittlerweile wurden einige Faktoren identifiziert, die ihre Entstehung begünstigen. So können mechanische Reizungen, wie beispielsweise durch eine raue Zahnfüllung oder eine schlecht sitzende Zahnprothese, die Geschwüre entstehen lassen. Ist dann noch

das Immunsystem geschwächt und reagiert der Körper auf die in der Mundhöhle vorkommenden Bakterien überempfindlich, ist der Boden für Aphthen bereitet.

Auch psychischer Stress, Nahrungsmittelunverträglichkeiten und Magen-Darm-Erkrankungen können die schmerzhaften Quälgeister auf den Plan rufen. Zudem häufen sich in letzter Zeit die Indizien, dass Zinkmangel ebenfalls ein Auslöser für die Mundgeschwüre sein könnte. So wurde im Rahmen von Studien festgestellt, dass bei Patienten mit schlechter Zinkversorgung das Auftreten der Bläschen durch eine entsprechende Zinkeinnahme deutlich reduziert werden konnte.

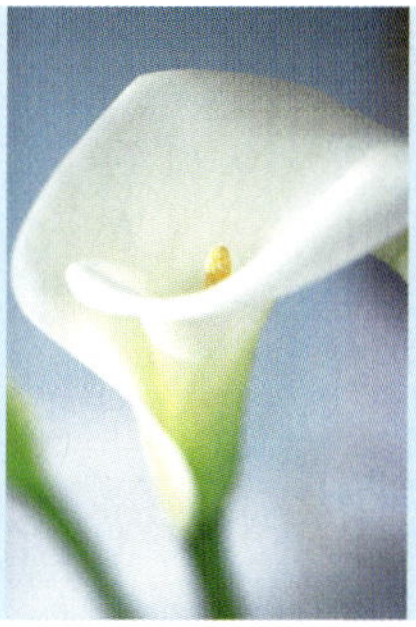

INFO

Wieder herzhaft zubeißen

Schon Hippokrates wusste von Mundgeschwüren zu berichten. Unter dem Namen »Stomatitis aphtosa« fanden Aphthen bei den alten Griechen Eingang in die Heilkunst. Vermutlich hat aber auch der Vater der Medizin seinerzeit festgestellt, was heute allgemein bekannt ist: Eine Behandlung im eigentlichen Sinne gibt es nicht, und meist verschwinden die Geschwüre nach spätestens zwei Wochen von ganz alleine.

Allerdings ist in vielen Fällen das Brennen und Jucken der Bläschen so unerträglich, dass der Wunsch der Betroffenen nach Schmerzlinderung mehr als verständlich ist. Hier halten Apotheken und Mutter Natur einiges parat, was die Abheilung fördern oder den Schmerz lindern kann. So verschafft der »Höllenstift« aus der Apotheke oftmals Erleichterung bei starken Schmerzen. Wie der Name bereits sagt, ist der Stift sehr »scharf«. Auf die Aphthe getupft, sorgt er für eine leichte Verätzung, durch die ein feines Häutchen auf der Oberfläche entsteht. Diese dünne Haut verschafft etwas Linderung.

Einen ähnlichen Effekt können Sie mit reinem, 100-prozentigem Alkohol erzielen. Für die etwas weniger »Mutigen« sind schmerzstillende Lutschtabletten eine gute Alternative. Es gibt sie rezeptfrei in der Apotheke. Fragen Sie am besten nach Präparaten mit den Wirkstoffen Lidokain, Polidocanol oder Benzokain. Sie sorgen für eine rasche örtliche Betäubung der Schmerzen.
Auch die grüne Apotheke kann hier mit einigen Tipps und Tricks aufwarten. Ein Stückchen frische Ingwerwurzel kräftig gekaut wirkt ebenfalls schmerzlindernd und erspart den »Höllenstift«.
Viele Pflanzen haben eine leicht antientzündliche Wirkung, die Sie sich bei schmerzhaften Geschwüren im Mund zunutze machen können. Als Tee oder Gurgellösung zubereitet, können sie den Heilungsprozess hilfreich unterstützen. So wirken Eibischblätter und -wurzeln reizmildernd, Hamamelisrinden-Wasser hilft gegen die Entzündung, und auch Myrrhe, Salbeiblätter, Spitzwegerich und Taubnesselblüten können als Mundspülung positive Effekte bewirken. Wer er einfacher möchte, besorgt sich fertige Myrrhetinktur oder Kamilleextrakt in der Apotheke – mehrmals täglich vorsichtig direkt auf die Aphthen tupfen.

Bei schmerzhaften Geschwüren im Mund hilft z. B. Myrrhetinktur oder Kamilleextrakt. Mehrmals täglich auf die betroffenen Stellen tupfen.

Hilfe für die kleinen Patienten

Schwieriger wird es, wenn Kinder an Aphthen leiden. Viele der Mittel entsprechen geschmacklich oft wenig den empfindlichen Gaumen der jungen Patienten. Doch auch hier gibt es Hilfe aus der Natur und noch dazu ziemlich schmackhafte. So ist Honig ein altes Hausmittel, das sich hier aufgrund seiner entzündungshemmenden Eigenschaften bestens eignet. Lassen Sie Ihr Kind mehrmals täglich einen Löffel davon langsam im Mund zergehen und anschließend mit warmem Wasser nachspülen. Gegen diese Therapie hat Ihr Nachwuchs bestimmt nichts einzuwenden. Oder Sie lassen ihn über den ganzen Tag verteilt Kamillentee trinken. Idealerweise wird der Tee aus Blüten frisch zubereitet. Ein Teelöffel Kamillenblüten mit einem Viertelliter Wasser überbrühen und fünf Minuten ziehen lassen – fertig ist die Medizin.

Prinzipiell sollte jeder, der regelmäßig an solchen schmerzhaften Defekten der Mundschleimhaut leidet, sein Immunsystem stärken. Die Grundlage dafür bildet eine ausgewogene, vitamin- und mineralstoffreiche Ernährung und regelmäßige Bewegung an der frischen Luft. Und wer viel Obst und Gemüse auf seinen Speiseplan setzt, kann in mehrerlei Hinsicht davon profitieren. Denn so mancher Vitalstoff stärkt nicht nur die Abwehrkräfte, sondern unterstützt ganz nebenbei auch direkt den Heilungsprozess. So weiß man von Vitamin C, dass es die Regeneration der Mundschleimhaut ganz unmittelbar fördert. Zusätzlich können Sonnenhutpräparate (Echinacea) helfen, ein gebeuteltes Immunsystem wieder auf Vordermann zu bringen.

Vorbeugen

Um die Entstehung von Aphthen im Vorfeld zu vermeiden, können Sie einiges tun. Widmen Sie der Mundhygiene viel Zeit: Putzen Sie Ihre Zähne regelmäßig, mehrmals täglich, mit einer weichen Zahnbürste und verwenden Sie zur Säuberung der Zahnzwischenräume Zahnseide. Wenn Ihnen ein Zahn, eine Füllung oder die Prothese Probleme bereitet, sollten Sie den Zahnarztbesuch nicht auf die lange Bank schieben. Plagen Sie Aphthen sehr häufig? Dann sollten Sie Kaffee, Kaugummi und »reizende« Speisen wie Pepperoni vermeide

Ein Arztbesuch ist bei Aphthen angezeigt, wenn die Entzündungen nicht innerhalb von zwei Wochen verschwunden sind. Mit Ihrem Kind sollten Sie sofort zum Arzt, wenn es zusätzlich Fieber hat oder keine Flüssigkeit mehr aufnimmt.

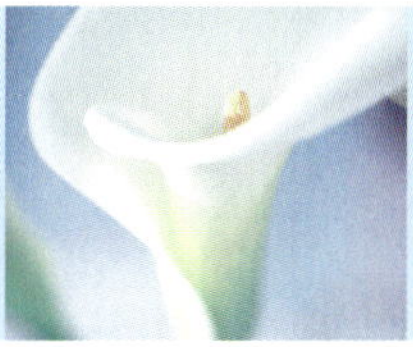

INFO

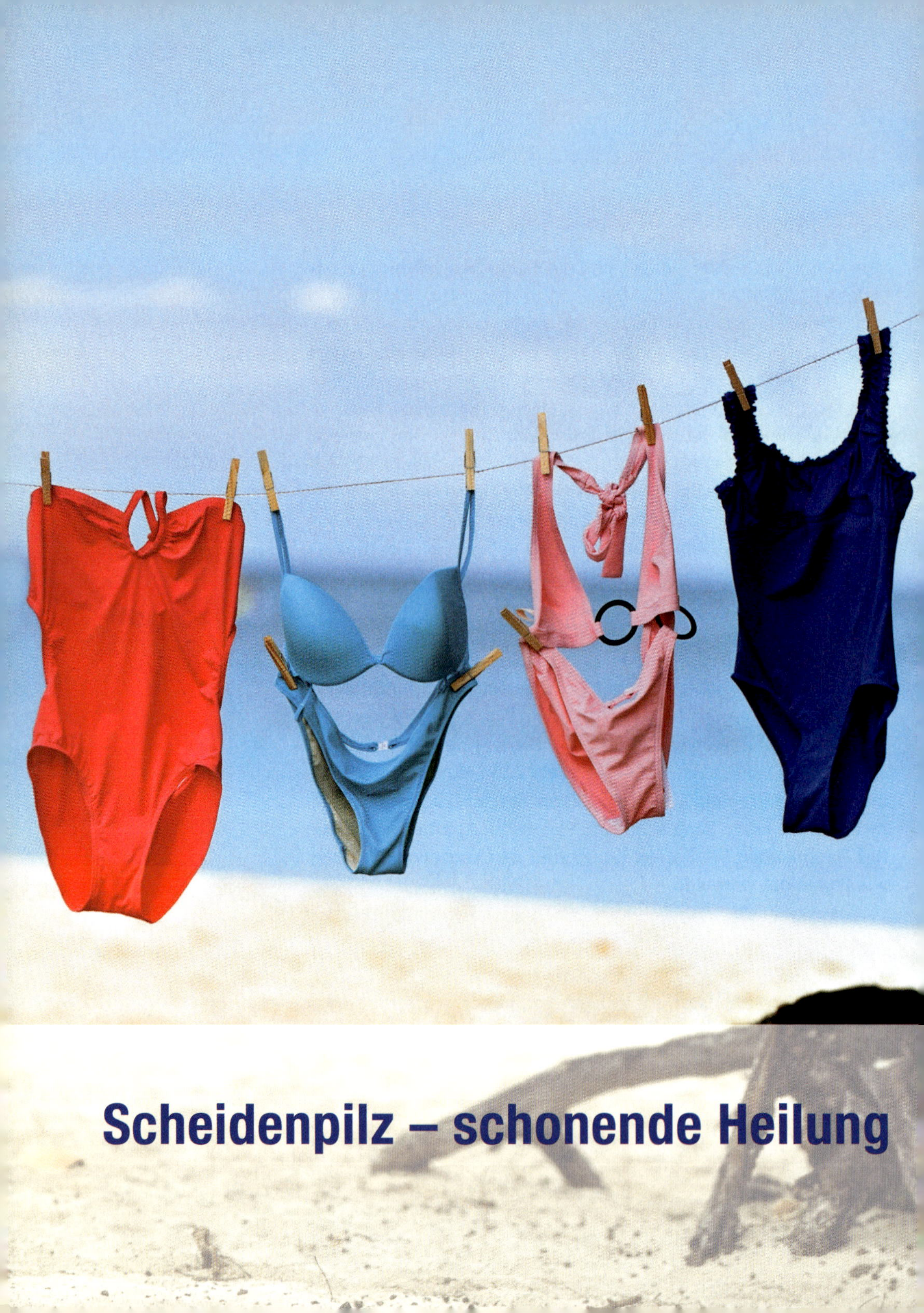

Scheidenpilz – schonende Heilung

In einer gesunden Scheidenflora tummeln sich neben säurebildenden Bakterien immer auch Hefepilze aus der Gattung Candida. Kein Problem, solange das biologische Gleichgewicht stimmt. Ist es allerdings beispielsweise durch ein geschwächtes Immunsystem gestört, können die Pilze überwiegen und zu einer Entzündung der Schleimhaut in der Scheide führen. Was frau durch starken Juckreiz, weißlichen Ausfluss, Brennen und Schmerzen beim Wasserlassen sowie Schwellungen der äußeren Schamlippen zu spüren bekommt.

Doch Scheidenpilzinfektionen sind nicht nur körperlich enorm unangenehm – sie lasten auch schwer auf der Seele. Viele der Patientinnen erleben ihre Beschwerden als sehr einschränkend, auch im Hinblick auf ihre Partnerschaft. Gerade die ist durch Scheidenpilzinfektionen hohen Belastungen ausgesetzt. Sie sind nicht von ungefähr ein hartnäckiger Intimfeind vieler Frauen.

Ist die Schleimhaut der Scheide entzündet, wird das Jucken und Brennen zumeist vom Hefepilz Candida albicans verursacht.

Das »bisschen Jucken . . .«

Ist die Schleimhaut der Scheide entzündet, stecken meist Hefepilze dahinter. Was das Jucken und Brennen verursacht, ist in achtzig Prozent der Fälle der Pilz Candida albicans. Wie bereits in dem medizinischen Fachbegriff Soorvaginitis anklingt: Mit Soor bezeichnet man eine Pilzinfektion mit dem Spross- beziehungsweise dem Hefepilz Candida albicans. Eine ebenso geläufige Bezeichnung für die durch Hefepilze hervorgerufene Erkrankung ist Candidose oder Candidiasis.

Die Gattung der Candida-Pilze hat viele Mitglieder. Allen gemeinsam ist, dass sie bei einer Temperatur um 37° C am besten gedeihen. Die Körpertemperatur des Menschen ist also genau richtig, um ihn als Wirt für die Hefepilze interessant zu machen. Was zunächst kein Problem macht. Denn eine Besiedlung der Schleimhäute mit dem Pilz ruft noch keine Erkrankung hervor. So beherbergen rund zehn Prozent aller Menschen Candidapilze. Viele von ihnen bleiben dabei völlig symptomlos. Auch bei gesunden

Frauen finden sich mitunter Pilzzellen in der Scheidenschleimhaut, ohne dass sie Symptome spüren. Schließlich verhindert eine intakte Scheidenflora, und hier allen voran die Milchsäurebakterien, eine übermäßige Vermehrung fremder Mikroorganismen. Das saure Milieu schützt die Scheide vor schädlichen Erregern.

Individuelles Milieu

Auf der Schleimhaut in der Scheide siedeln eine Reihe verschiedener Bakterien und Pilze – von Frau zu Frau in unterschiedlicher Besetzung. Ein ganz individuelles »Milieu«, abhängig von der hormonellen Situation und damit auch vom Alter: Bei Mädchen vor der Pubertät, erwachsenen Frauen, Schwangeren und Frauen nach den Wechseljahren unterscheidet sich die Scheidenbesiedlung. Die Zusammensetzung der Mikroorganismen in der Scheide schwankt aber auch während des Zyklus.
So verschieden das Scheidenmilieu auch ist – den Löwenanteil machen bei allen Frauen im gebärfähigen Alter so genannte Laktobazillen, zu Deutsch: Milchsäurebakterien, aus. Diese Bakterien haben eine wichtige Funktion: Sie bilden Milchsäure aus den Zuckerstoffen, die sich in den Scheidenzellen befinden. So entsteht ein saures Milieu, ein saurer pH-Wert, in der Scheide. Was schädlichen Keimen, Bakterien wie Pilzen, nicht sonderlich behagt. Denn die Milchsäure hemmt das Wachstum der Krankheitserreger und bietet so einen wirksamen Schutz vor Infektionen – solange das Scheidenmilieu intakt ist. Ist die friedliche Koexistenz gestört und gewinnen andere Bakterien die Oberhand über die Laktobazillen-Fraktion, bricht der Schutzschild zusammen.

Erst wenn das Immunsystem geschwächt ist, können die Pilze zur Gefahr werden. Auch andere Faktoren begünstigen den Ausbruch der Infektion. Diese äußert sich insbesondere durch starken Juckreiz und Brennen in Scheide und Vulva. Dazu klagen die meisten der Betroffenen über Schmerzen beim Geschlechtsverkehr. Viele Patientinnen haben darüber hinaus Schmerzen beim Wasserlassen. Weiterhin typisch für Pilzinfektionen der Scheide ist vermehrter Ausfluss. Bei einem Großteil der betroffenen Frauen ist dieser grauweiß und bröckelig, im Aussehen ähnlich wie Hüttenkäse.

Wie werden Pilze intim?

Hefepilze gehören zwar nicht mit zur natürlichen Scheidenflora. Sie kommen allerdings in unserer normalen Lebensumgebung, unter anderem auf Pflanzen, vor und können auch über die Nahrung in den Körper gelangen. So sind die Übeltäter oftmals schon in der Scheide vorhanden – das umgebende Milieu unterdrückt jedoch ihr Wachstum.

Risiko beim Liebesspiel

Obwohl es sich bei den Infektionen nicht, wie vielfach angenommen, um eine Geschlechtskrankheit im eigentlichen Sinne handelt, werden die Pilze meist beim Sex übertragen. Bestimmte sexuelle Praktiken wie vor allem Analverkehr erhöhen dabei das Risiko der Infektion. Was den Pilzen ebenfalls hilft, intim zu werden, ist falsche – genauer gesagt: übertriebene – Hygiene. Gemeinsam benutzte Toilettenartikel, Wäsche oder Handtücher fördern ebenfalls die Ausbreitung von Pilzinfektionen, ebenso öffentliche Bäder, besonders Whirlpools.

Was die Infektion begünstigt

Ist in der Scheidenflora das Gleichgewicht zwischen »guten« und »schlechten« Keimen gestört, können sich die Pilze ungehindert vermehren: Alles, was das natürliche Scheidenmilieu verändert, bereitet den Boden für Candida und Kollegen. Was die Besiedlung der Schleimhaut nachteilig beeinflusst, ist nicht nur ein ge-

Die Übertragung kann übrigens schon sehr früh im Leben stattfinden. Neugeborene können sich beispielsweise schon über den Geburtskanal mit den Pilzen infizieren.

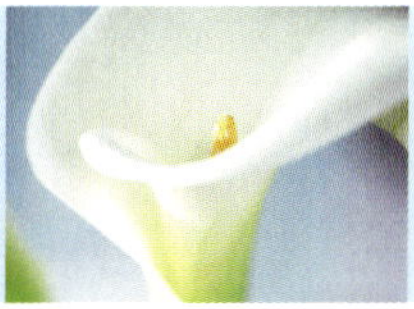

INFO

schwächtes Immunsystem. Auch Veränderungen im Hormonhaushalt begünstigen die Ausbreitung der Pilze. Nicht umsonst treten die Entzündungen der Scheidenschleimhaut besonders häufig während der Schwangerschaft auf. Ebenso kann die Antibabypille, insbesondere ältere Präparate mit einem hohem Gehalt an Östrogenen, Veränderungen der Scheidenflora hervorrufen und damit das Risiko einer Pilzinfektion erhöhen.
Das Gleiche gilt für Antibiotika: Müssen sie über einen längeren Zeitraum hinweg eingenommen werden, kann sich das Scheidenmilieu verändern. Die schützenden Milchsäurebakterien werden weniger, wodurch krank machende Keime leichtes Spiel haben. Auch Medikamente, welche die Abwehrtruppen des Körpers gezielt schwächen, so genannte Immunsuppressiva wie beispielsweise Kortisonpräparate, wirken sich störend auf die Scheidenflora aus.

Diabetikerinnen sind besonders gefährdet

Zu den Risikogruppen für Scheidenpilzinfektionen gehören darüber hinaus Patientinnen mit Diabetes mellitus. Zum einen ist bei ihnen der Blutzuckerspiegel – das Charakteristikum der Zuckerkrankheit – erhöht, was Pilzinfektionen generell fördert. So leiden Diabetiker auch häufig unter Fuß- und Nagelpilz. Zum anderen ist bei Menschen mit Diabetes die Abwehrfunktion der Haut beeinträchtigt. Ist die Schlagkraft gegen Krankheitserreger herabgesetzt, kann es logischerweise auch leichter zu Pilzinfektionen kommen.
Viele Frauen mit Scheidenpilzinfektionen haben sich diese auch in Folge extensiver Hygiene eingehandelt. Mit einer zwar sicherlich gut gemeinten, jedoch übertriebenen Körperpflege erreichen Sie rasch das Gegenteil dessen, was Sie anstreben: Statt Schutz vor Keimen öffnen Sie ihnen Tür und Tor. Waschlotionen oder -sprays für den Intimbereich begünstigen die Ansiedlung und Vermehrung der Pilze. Sie sorgen im Dienst von Wohlgeruch so gründlich für Keimfreiheit, dass auch die »guten« Bakterien in

der Scheide schwinden – so kann dem Pilzwachstum kein Einhalt mehr geboten werden.
Was die Pilze weiterhin besser sprießen lässt, ist eng anliegende Kleidung: Der hautenge Tangaslip, möglichst noch aus Synthetikfasern, kommt den Sporenträgern gerade recht. Wer untenrum synthetisch und eng trägt, schwitzt leichter. Ideal für Pilze, schließlich fühlen sie sich in feuchter und warmer Umgebung am wohlsten. Weshalb auch der Badeanzug oder Bikini nach dem Schwimmen baldmöglichst ausgezogen werden sollte. Feucht und warm durch die Körpertemperatur, leisten nasse Badesachen der Infektion nämlich ebenfalls Vorschub.

Eine Erfrischung im kühlen Nass bringt nicht immer nur Genuss mit sich . . .

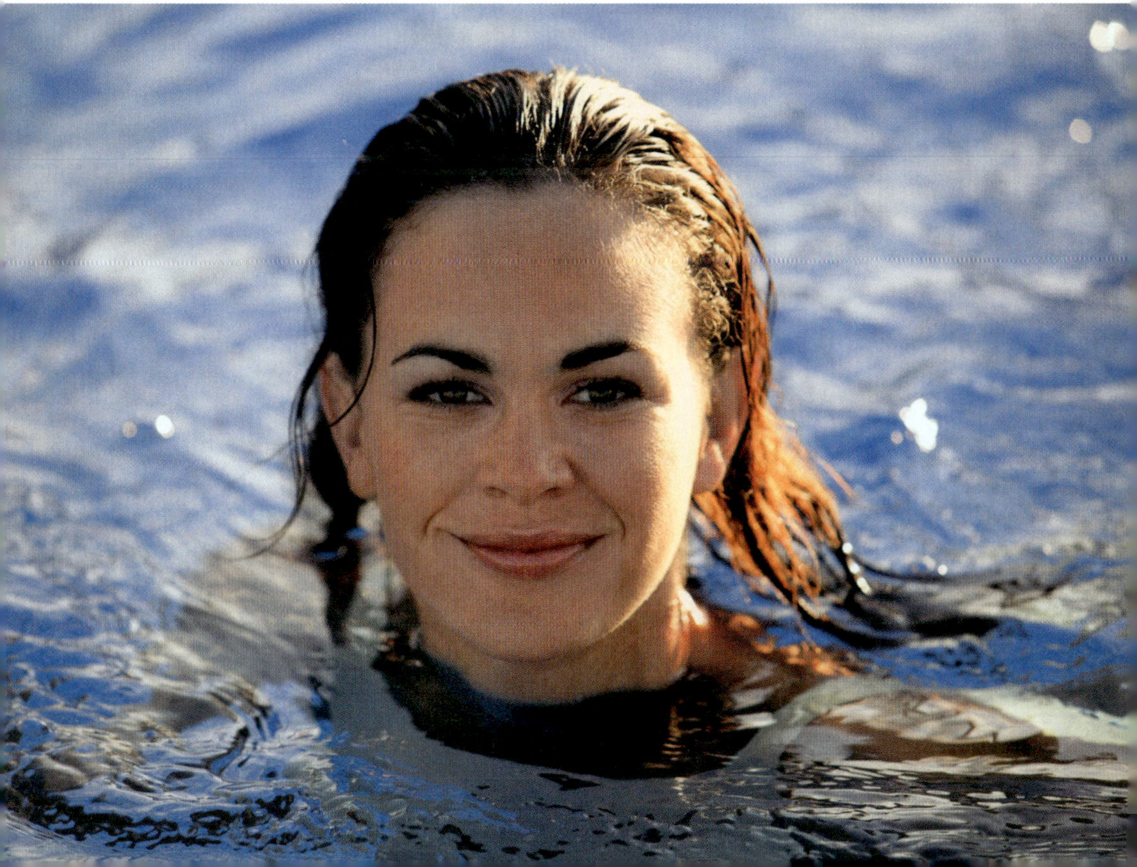

Nicht immer ist es ein Pilz

Zwar werden Infektionen der Scheide zu einem großen Teil von Pilzen verursacht. Doch nicht jeder Juckreiz in der Scheidengegend ist ihnen anzulasten, und auch Ausfluss kann eine Vielzahl von Ursachen haben. So eint nicht wenige Frauen ein Problem: Die üblichen Symptome einer Scheidenpilzinfektion treten auf, aber das pilzhemmende Präparat hilft ihnen nicht. Kein Wunder. Bei Beschwerden im Intimbereich können auch andere Erreger im Spiel sein. Die allerdings ähnliche Symptome hervorrufen können wie eine Pilzinfektion – was die Unterscheidung für den Laien schwierig macht. Weshalb auch unbedingt ein Facharzt zu Rate gezogen werden sollte.

Was Scheidenpilz zum Verwechseln ähnlich ist, rufen auch bestimmte Bakterien hervor. Eine solche bakterielle Vaginose kann beispielsweise das Werk eines Bakterium namens Gardnerella vaginalis sein. Ist die Scheide mit diesem Erreger befallen, kommt es ebenso zu Juckreiz, Brennen und Schmerzen in der Scheide, wenn auch meist weniger stark ausgeprägt. Der Ausfluss ist eher beige-grau, dünnflüssig und wässrig. Typisch ist der üble »fischartige« Geruch. Alles in allem recht unangenehm und nur mit Antibiotika bekämpfbar. Weshalb die Behandlung einer derartigen Infektion auch ausnahmslos in ärztliche Hände gehört, schon allein angesichts der möglichen Komplikationen. Unbehandelt können die Bakterien auch Eileiter und Eierstöcke infizieren, was im schlimmsten Fall zu Unfruchtbarkeit führen kann.

Auch der Erreger der Geschlechtskrankheit Gonorrhoe, bekannt als »Tripper«, löst einen sehr stark ausgeprägten Juckreiz aus. Das Bakterium Neisseria gonorrhoeae ist extrem ansteckend und kann und muss durch Antibiotika bekämpft werden. So besteht gerade während der Menstruation die Gefahr eines Übergriffes der Infektion auf die Gebärmutter, die Eileiter sowie die Eierstöcke, was ebenso zu einer bleibenden Unfruchtbarkeit führen kann. Hinter den Symptomen können sich auch Chlamydien verbergen. Je nach Altersgruppe sind bis zu zehn Prozent der Bevölkerung mit diesen Bakterien infiziert. Chlamydieninfektionen gehören heute zu den häufigsten Geschlechtskrankheiten, da sie überwiegend beim Sex übertragen werden.

Pilze und Bakterien – eine gefährliche Mischung

Auch Mischinfektionen von Bakterien und Pilzen können vorkommen – einer Untersuchung aus den USA zufolge ist dies bei knapp 20 Prozent der Patientinnen der Fall.

Vermeintliche Pilzinfektionen können auch durch bestimmte Einzeller hervorgerufen werden, die hauptsächlich durch Geschlechtsverkehr übertragen werden.

Doch nicht nur Pilze und Bakterien können die Intimregion bevölkern. Einzeller, wie die zu den Geißeltierchen zählenden Trichomonaden (Trichomonas vaginalis), vermögen die Scheide ebenso zu infizieren und vermeintliche »Pilzsymtome« zu provozieren. Der Ausfluss ist dabei grünlich-schaumig und auch sehr übel riechend. Trichomonaden werden in erster Linie durch Geschlechtsverkehr übertragen. In wenigen Fällen findet die Infektion auch in öffentlichen Bädern statt – wer sich in nasse Pfützen am Beckenrand setzt, hat gute Chancen, sich Trichomonaden einzufangen.

Oft findet die Infektion unbemerkt statt: Ein Viertel der infizierten Frauen hat keinerlei Beschwerden. Bei Männern ist das die Regel, ganz vereinzelt kommt es zu Entzündungen der Harnröhre, was mit Ausfluss aus dem Penis einhergehen kann. Ein weiterer möglicher Auslöser von sehr heftigem Juckreiz können übrigens auch Filzläuse sein. Diese lassen sich mit Vorliebe zwischen den Schamhaaren nieder.

Alle der genannten Erkrankungen können nur von einem Arzt diagnostiziert und behandelt werden. Frei verkäufliche Präparate gegen Scheidenpilz helfen gegen diese Infektionen nicht.

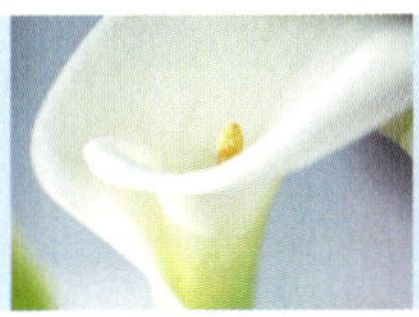

INFO

In fast allen Fällen ist eine Behandlung mit Antibiotika erforderlich. Dabei sollte immer auch der Partner mit behandelt werden, um den Pingpong-Effekt zu vermeiden und so einer Neuinfektion vorzubeugen.

»Infektion« ohne Erreger

Infektionsartige Symptome können sich auch gänzlich ohne die Beteiligung von Erregern wie Pilzen, Bakterien oder Filzläusen einstellen. So unter anderem in den Wechseljahren: Bei Frauen in oder nach der Menopause kann sich der schrumpfende Östrogenspiegel als lästiger Juckreiz in der Scheidenschleimhaut bemerkbar machen. Auch Frauen, die rein gestagenhaltige Verhütungsmittel einnehmen, haben manchmal einen relativen Östrogenmangel, der sich auf diese Art äußert. Manche Frauen haben auch Allergien gegen Seifen, Intimsprays und andere Waschsubstanzen.

Drehscheibe für Pilzinfektionen

Untersuchungen haben gezeigt, dass bei Frauen mit chronischen Infektionen derselbe Pilz, den sie in der Vaginalschleimhaut haben, meist auch in der Mundhöhle sitzt: Der Mund erweist sich als probates Reservat für Scheidenpilze. Dort verursachen sie allerdings in der Regel keine Beschwerden. Weshalb diese Ansteckungsquelle oft vernachlässigt wird. Zu Unrecht, denn die Mundhöhle und besonders die Zunge können zur Drehscheibe weiterer Übertragungen geraten.

Eine Scheidenpilzinfektion kann auch zu einer enormen seelischen Belastung werden.

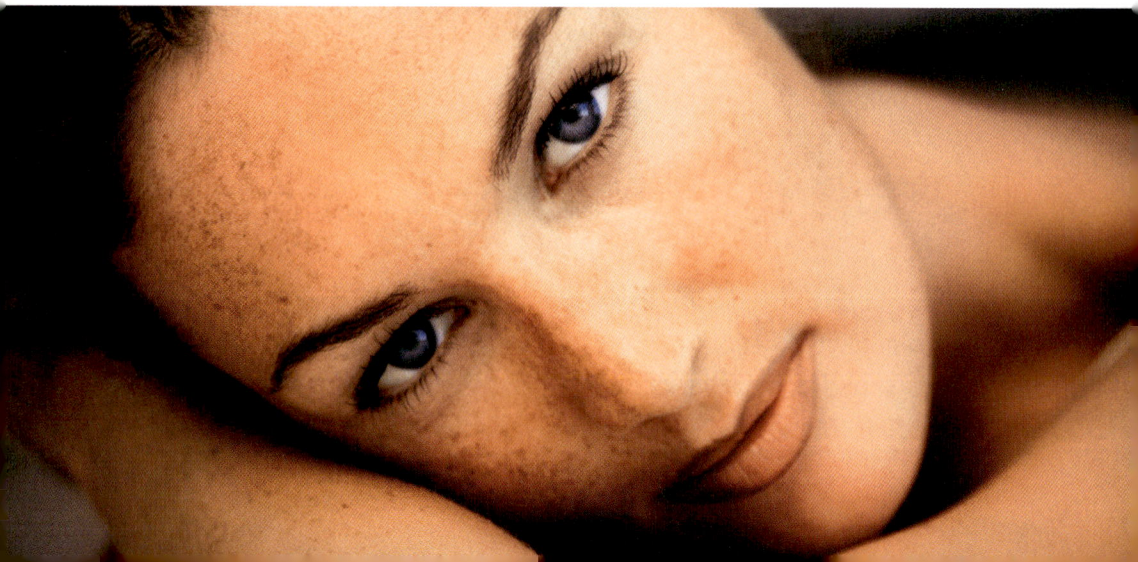

Die Seele leidet mit

Das körperliche Leiden macht den Patientinnen schon mehr als genug zu schaffen. Wochen-, oft sogar monatelange Schmerzen in einer der empfindsamsten Regionen, dazu der Juckreiz. Von den Beschwerden gerade während der an und für sich doch schönsten Momente ganz zu schweigen.

Doch das ist, leider, noch nicht alles. Fast allen der Betroffenen bereitet der Pilz auch psychisch enorme Probleme, lastet auf der Seele und bringt das Stimmungsbarometer auf Talfahrt: Die Infektion führt zu einer deutlichen Verschlechterung der Lebensqualität.

Das zeigen Untersuchungen, das erleben die betroffenen Frauen. Vor allem jene, die immer wieder an Scheidenpilz erkranken, sind oft der Verzweiflung nahe. Pilzinfektionen sind zwar ganz alltägliche Erkrankungen, die jede und jeden treffen können. Ungeachtet dessen werden sie, zumal hierzulande, nach wie vor tabuisiert – frau spricht ungern darüber.

Da ist zum einen die Scham. Die Erkrankung findet schließlich an einem im wahrsten Sinn sehr intimen Ort statt. Und weil das so ist, verschweigt Frau schamvoll, was zumindest dem Arzt gegenüber offen angesprochen werden sollte. Zum anderen sind viele Patientinnen der Ansicht, ihre Erkrankung sei eine banale Bagatelle. Nicht der Rede wert und schon gar nicht der Behandlung. Ein Irrglaube.

Besonders Mädchen und junge Frauen empfinden die Infektion als beängstigend und belastend. Sie fühlen sich überfordert, können die Symptome oft nicht richtig einordnen und vermuten vielfach, an einer Geschlechtskrankheit zu leiden. Viele zögern einen Arztbesuch aus Scheu hinaus. Denn das »ist ja total peinlich«.

Was die Situation häufig noch erschwert, ist das Verhalten des Partners. Offenbaren sich Patientinnen, zeigen viele Männer für das Problem ihrer Liebsten wenig Verständnis. Was in der Regel nicht an emotionaler Kälte, sondern an mangelnder Information liegt.

Lustkiller

Was die seelische Last der Betroffenen weiter erhöht und die Partnerschaft bedrückt, ist der Frust mit der Lust. Viele Patientinnen mit Scheidenpilz gehen der Erotik aus dem Weg. Wenig erstaunlich, schließlich bereitet ihnen Sex auch Schmerzen. Dazu kommt die oft berechtigte Angst, sich beim Mann erneut anzustecken.

So manche Frau mit chronischem Scheidenpilz schottet sich nach und nach von ihrem Partner ab, um erotische Situationen zu vermeiden. Dass Beziehungen wegen ständig wiederkehrender Scheideninfektionen zerbrechen, ist wenig verwunderlich. Und ebenso wenig publik. Probleme dieser Art verschweigen mann und frau tunlichst. Nicht zuletzt deshalb raten viele Experten den Betroffenen, die Hilfe eines Paar- oder Sexualtherapeuten in Anspruch zu nehmen. Die körperliche Behandlung sollte ohnehin auch den Partner mit einbeziehen. Warum also nicht auch die seelische?

Bedrückende Ängste

Die körperlichen und psychischen Leiden zehren bereits genügend an den Nerven. Viele der Patientinnen fragen sich aber auch, wie gefährlich ihr Scheidenpilz eigentlich wirklich ist. Können die dauernden Infektionen langfristige Folgen für die Gesundheit haben? Und vielleicht am Ende sogar zu Unfruchtbarkeit führen? Verständliche Sorgen, die möglicherweise auch Sie belasten. Die Ihnen jedoch genommen werden können. Denn chronischer Scheidenpilz selbst hat keine schädlichen Auswirkungen auf die Gesundheit. Die wiederholten Infektionen können allerdings Wegbereiter für andere Bakterienerkrankungen sein. Solche so genannten »Superinfektionen« addieren sich zur ursprünglichen Infektion dazu – sie »satteln drauf«, wie es der Mediziner nennt. So treten beispielsweise häufig Blasenentzündungen auf. Steigen diese im Harnleiter auf, können auch die Nieren erkranken. Kehrt ein Scheidenpilz immer wieder, kann er

andere Erkrankungen begünstigen. Umso wichtiger ist es deshalb, das Immunsystem nachhaltig wieder aufzurüsten.
Die Angst vieler Frauen, chronischer Scheidenpilz mache sie steril, kann ebenfalls entkräftet werden. Wenn Unfruchtbarkeit entsteht, dann dadurch, dass im Zuge einer Scheidenpilzinfektion Bakterien aufsteigen. Dadurch können sich die Eileiter entzünden und verkleben – was sehr selten vorkommt. Doch auch wenn sich die Sorgen um mögliche gesundheitliche Folgen einer Scheidenpilzinfektion als weniger begründet erweisen, als viele befürchten: Die Erkrankung muss ernst genommen und entsprechend gezielt behandelt werden.

Auch der Partner sollte seinen Beitrag zur Heilung leisten, vor allem im emotionalen Bereich.

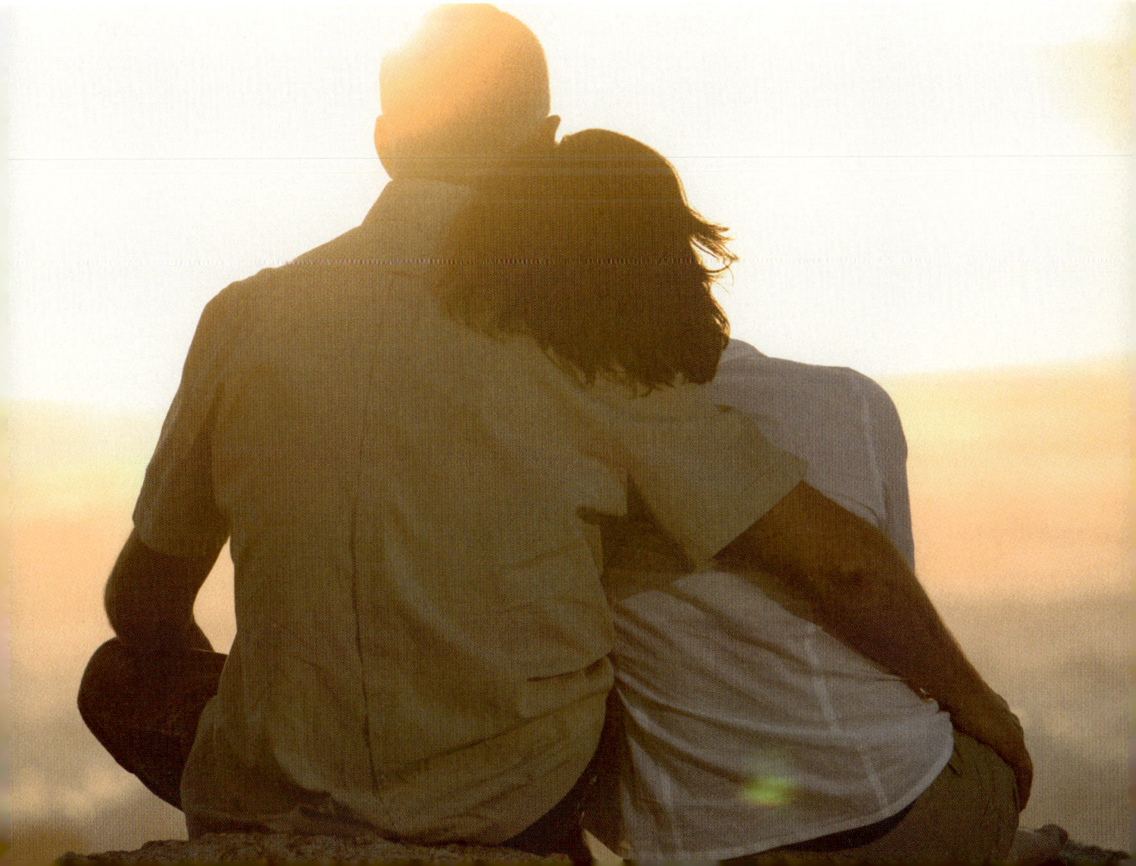

Pilzinfektionen behandeln

Jede Frau mit einer Scheidenpilzinfektion möchte die unliebsamen Gäste natürlich so schnell wie möglich wieder loswerden. Das gelingt mit Antipilzmitteln, so genannten Antimykotika. Diese Präparate wirken ganz gezielt gegen Pilze und machen ihnen schnell und sicher den Garaus. Sie erhalten Antimykotika frei verkäuflich ohne Rezept in Apotheken.

Angewandt werden die pilztötenden Wirkstoffe direkt am Ort des Geschehens, in Form von Scheidenzäpfchen oder -salben. Für welche Form der Anwendung man sich entscheidet, hängt vom Ausmaß der Infektion und auch von persönlichen Vorlieben ab. Mitunter ist auch eine systemische Therapie erforderlich, also die innerliche Behandlung mit Tabletten oder Kapseln.

Die Behandlung ist mit dem Verschwinden der Symptome noch nicht abgeschlossen.

Die Behandlung der Scheidenpilzinfektion verläuft normalerweise schnell und unkompliziert: Antimykotika lassen die Beschwerden schon nach ein bis zwei Tagen abklingen.

Wenn die Symptome verschwunden sind, ist die Behandlung für Sie jedoch noch nicht abgeschlossen. Wichtig ist, dass Sie die pilztötenden Wirkstoffe ausreichend lange anwenden. Die Dauer der Anwendung ist auf dem Beipackzettel der Medikamente angegeben. Als Faustregel gilt, dass die Behandlung über mindestens fünf Tage hinweg konsequent erfolgen muss. Andernfalls besteht das Risiko, einen Rückfall zu erleiden. Der Partner sollte auf jeden Fall mitbehandelt werden, da es sonst zu »Pingpong-Infektionen« – soll heißen, zu gegenseitiger Wiederansteckung – kommen kann.

Angriff an Ort und Stelle

Eine Scheidenpilzinfektion können Sie mit Zäpfchen oder einer Salbe recht einfach und unkompliziert selbst behandeln. Dennoch gibt es bei der Attacke gegen die Pilze einiges zu beachten.

Wie bereits erwähnt, lautet das oberste Gebot: Dranbleiben. Beenden Sie die Behandlung keinesfalls zu früh. Auch wenn Sie keine Symptome mehr haben, sind die Pilze noch nicht komplett

abgetötet. Das dauert seine Zeit. Wie lange, hängt vom Wirkstoff ab, den Sie anwenden, und ist bei dem Präparat angegeben. Halten Sie diesen Zeitraum genau ein und brauchen Sie die Packung auf. Ebenso wie bei Antibiotika gewährleistet erst die vollständige Wirkstoffdosis einen Erfolg der Behandlung.
Neben Konsequenz ist auch Regelmäßigkeit wichtig. Wenden Sie Antimykotika in der Häufigkeit an, wie es für das jeweilige Präparat empfohlen wird. Wenn Sie zu lange Pausen machen und eine Dosis zwischendurch auslassen, kann das die Wirkung Ihrer Bemühungen schmälern.

Anwendung der Antipilzmittel

Damit die pilztötenden Wirkstoffe ihre Aufgabe in vollem Umfang erledigen können, sollten Sie folgende Empfehlungen berücksichtigen:

- Zäpfchen erwärmen sich durch die Körperwärme und werden flüssig. Tagsüber eingeführt, kann es Ihnen somit passieren, dass die Wirkstoffe aus der Scheide herausfließen, ohne wirken zu können. Wenden Sie Zäpfchen deshalb abends vor dem Schlafengehen an. In waagrechter Lage bleiben die Wirkstoffe dort, wo sie hingehören.
- Zum Einführen des Zäpfchen ist es ratsam, den der Packung beiliegenden Applikator zu verwenden. Damit gelangt das Zäpfchen wirklich tief in die Scheide. Mit dem Finger eingeführt, bleibt es häufig vorne liegen und kann nicht die gesamte pilzbefallene Schleimhaut erreichen.
- Starten Sie die Anti-Pilz-Attacke besser nicht während der Menstruation. Die Wirksamkeit der Präparate kann dabei eingeschränkt werden. Falls die Symptome eine rasche Behandlung dennoch erfordern, sollten Sie eine pilzabtötende Salbe anwenden.
- Eine Behandlung mit Zäpfchen ist während der Menstruation nicht sinnvoll, da die Wirkstoffe mit dem Blut nach draußen gespült werden.

- Antimykotische Cremes müssen nur dünn aufgetragen werden. Ein- bis zweimal täglich genügt üblicherweise – richten Sie sich jedoch nach den Angaben bei dem Präparat. Also: Bitte den Beipackzettel aufmerksam lesen.
- Behandeln Sie nicht nur die Scheide, sondern auch Damm und After. Sie sollten nicht ausgespart bleiben, denn manchmal breitet sich der Pilz über den gesamten Genitalbereich hinweg aus.
- Was Sie dringend beachten müssen, falls Ihr Partner mit Kondomen verhütet: Latex kann durch pilztötende Zäpfchen seine Reißfestigkeit verlieren. Die Sicherheit der Empfängnisverhütung ist damit dahin. Steigen Sie deshalb auf latexfreie Präservative um.
- Während der Behandlungszeit sollten Sie auf Sex verzichten, nicht nur aus eben erwähntem Grund.

Desinfektion

Neben Antimykotika können Sie auch Desinfektionsmittel einsetzen. Solche so genannten Antiseptika bekommen Sie ebenfalls ohne Rezept in der Apotheke. Gut geeignet ist Povidon-Jod, das Sie in Form einer flüssigen Lösung, als Creme oder Zäpfchen anwenden können. Antiseptika genügen allerdings nur zur Behandlung leichterer oder beginnender Pilzinfektionen.
Wenn die Symptome der Pilzinfektion sehr heftig sind oder wenn Sie an einer wiederkehrenden Infektionen der Scheide leiden, sind sie kein Ersatz für die Antimykotika.

INFO

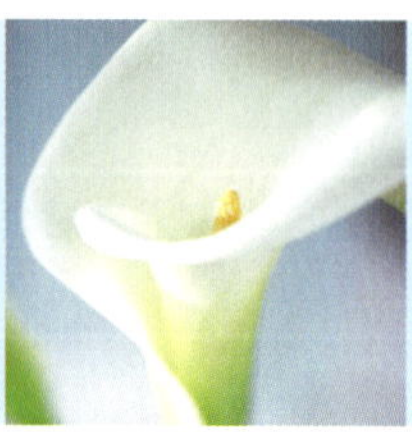

Wenn sich nach spätestens drei Tagen der Behandlung keine Besserung eingestellt hat, ist ein Arztbesuch fällig: Vermutlich steckt dann kein Scheidenpilz, sondern eine bakterielle Infektion hinter Ihren Beschwerden. Nur eine genaue Diagnose durch den Arzt kann hier Sicherheit geben.

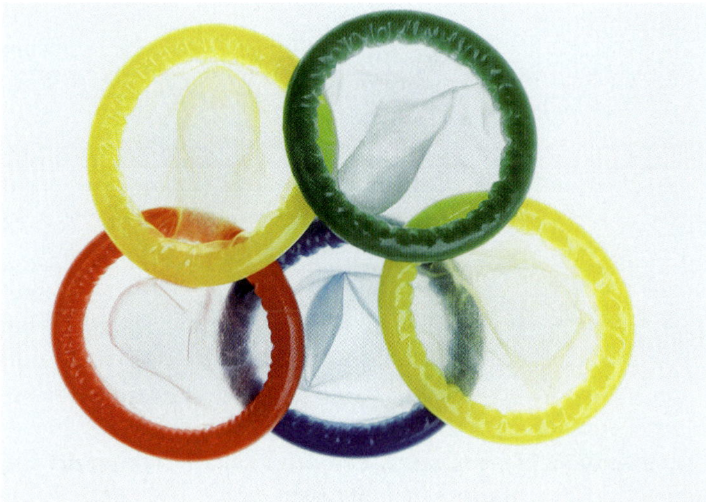

Wenn Kondom, dann latexfrei. Sicher ist sicher ...

Den Partner mitbehandeln

Die meisten Ärzte empfehlen, den Partner mitzubehandeln – vor allem dann, wenn die Pilzinfektion bei Ihnen wiederholt auftritt. Schließlich kann es sein, dass Sie sich beim Mann immer wieder anstecken, er selbst aber symptomfrei ist.
Den ewigen Kreislauf der Wiederansteckung zu durchbrechen gelingt nur durch eine Mitbehandlung des Partners. Zudem fühlen sich die betroffenen Frauen dann meist sicherer und »effektiver« behandelt.

Pillenwechsel kann helfen

»Vermehrte Scheideninfektionen (vereinzelt)«. Dieser Hinweis steht bei so manchen Anti-Baby-Pillen im Beipackzettel zu lesen. Von vereinzelt kann allerdings nicht die Rede sein, wie viele Gynäkologen erfahren haben. Nicht wenige Ärzte haben gerade unter ihren Patientinnen, die mit der Pille verhüten, viele Fälle von hartnäckigen Scheidenpilzinfektionen. Was diesen den Weg

Breite Palette

- Folgende Wirkstoffe empfehlen sich zur Behandlung wie Vorbeugung einer Scheidenpilzinfektion:
- Antimykotika zum Abtöten der Pilze: Clotrimazol, Fenticonazol, Econazol, Itraconazol, Nystatin
- Falls Bakterien mit im Spiel sind: Metronidazol, Clindamycin
- Desinfektionsmittel (Antiseptika) gegen Pilze und Bakterien: Hexetidin, Povidon-Iod
- Zum Aufbau der Scheidenflora nach der Behandlung: Ascorbinsäure (Vitamin C), Präparate mit Milchsäurebakterien

ebnen kann, sind die Gestagene in den Pillenpräparaten. Die Pilze besitzen Rezeptoren, die ganz offensichtlich auf diese Hormone reagieren. Gestagene sind dem körpereigenen Gelbkörperhormon (Progesteron) nachempfunden und fördern unter anderem den Aufbau der Schleimhaut in der Gebärmutter.

Viele Ärzte empfehlen, bei immer wiederkehrendem Scheidenpilz über einen Pillenwechsel nachzudenken. Es lohnt sich in jedem Fall, ein Präparat mit einem anderen Gestagen auszuprobieren. Nur so lässt sich herausfinden, ob ein Zusammenhang mit der Pilzinfektion besteht. Und welches Gestagen den Scheidenpilz hervorruft: Es gibt Frauen, die auf ein bestimmtes Gestagen mit einer Infektion reagieren, während andere gerade dieses gut vertragen. Oft kommt es auch nicht sofort zur Pilzinfektion, sondern erst wenn die Frau die Pille bereits längere Zeit genommen hat.

INFO

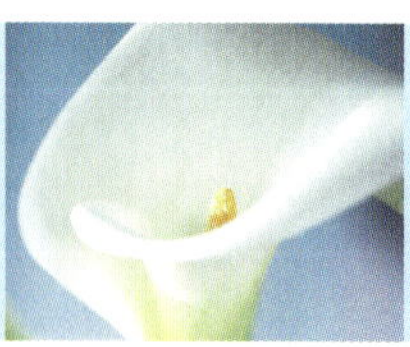

Die Pille wegen eines Scheidenpilzes ganz abzusetzen ist jedoch nicht ratsam. Das bringt nur den Zyklus durcheinander, trägt aber nicht zum Behandlungserfolg bei.

Unterstützen Sie Ihren Körper

Begleitend zur Pilzbehandlung gibt es einiges, womit Sie die Heilungsbestrebungen Ihres Körpers fördern können:

- In einem feuchtwarmen Klima fühlen sich Pilze bekanntermaßen besonders wohl. Trocknen Sie Ihren Körper deshalb nach dem Duschen und Baden besonders sorgfältig ab.
- Vermeiden Sie Wäsche aus synthetischem Material ebenso wie Slipeinlagen. Diese haben meist eine Plastikfolie; besser sind für die Behandlungszeit Einlagen ohne Plastik.
- Prinzipiell sollten Sie, wenn Sie eine Neigung zu Pilzinfektionen haben, auf Tampons verzichten. Diese können die natürliche Scheidenflora beeinträchtigen. Während der Behandlung sollten Sie auf jeden Fall keine Tampons verwenden.

Schonende Intimpflege ist besonders wichtig.

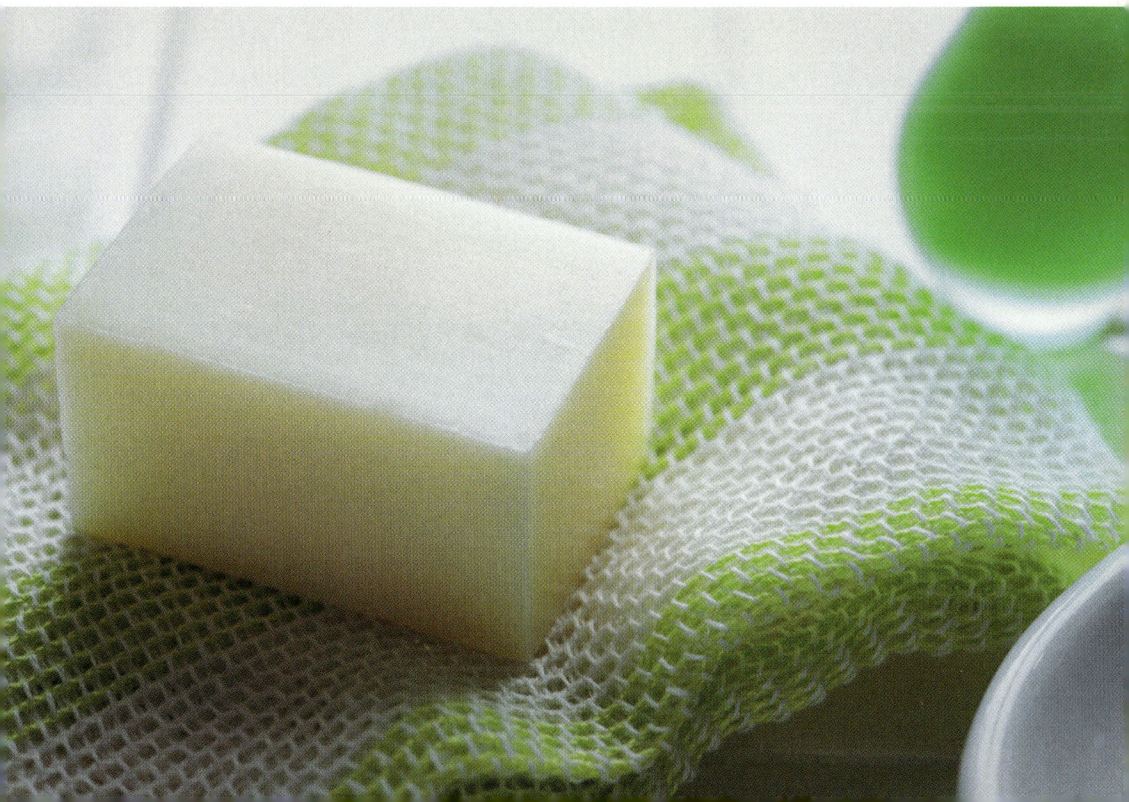

- Wechseln Sie Ihre Unterwäsche zweimal täglich und waschen Sie sie bei 95° C. Da Unterwäsche allerdings häufig aus Seide oder Kunstfasern hergestellt ist und sich damit nicht für Kochwäsche eignet, hat frau ein Problem. Dessen Lösung sind spezielle Wäschespüler, die auch bei empfindlichen Stoffen schon bei niedrigen Temperaturen gegen Pilze wirken. Fragen Sie in Drogerien oder in Apotheken danach.
- Es gibt Pilze, die im Stuhlgang sitzen. Reinigen Sie mit dem Toilettenpapier deshalb immer »von vorn nach hinten« und nicht umgekehrt. Gleiches gilt für die täglichen Maßnahmen zur Körperhygiene.
- Reinigen Sie Ihre äußere Scheidenregion täglich mit viel Wasser und einem milden Reinigungsmittel. Benutzen Sie keine Intimlotions oder -sprays.
- Wenn Sie unter einer akuten Infektion oder unter häufigen Rückfällen leiden, sollten Sie auf eine zuckerarme und ballaststoffreiche Ernährung achten. Denn Hefepilze ernähren sich von Zucker. Sie zu füttern, sollten Sie dringendst vermeiden.
- Viele Frauen haben festgestellt, dass eine Rasur der Schamhaare die Heilung begünstigt und erneuten Infektionen vorbeugt. Einen Versuch sollte Ihnen das wert sein. Außerdem wachsen die Haare schnell wieder nach.

Wenn der Pilz hartnäckig bleibt

Wenn Sie immer wieder mit Pilzinfektionen in der Scheide zu kämpfen haben, bedeutet dies nicht, dass die entsprechenden Medikamente wirkungslos sind oder die Pilze nicht darauf ansprechen. Sondern es ist schlicht das Anzeichen dafür, dass Ihr Scheidenmilieu erneut aus dem Gleichgewicht geraten ist. Somit waren die Bedingungen für das Pilzwachstum wieder mal besonders günstig, oder Sie haben sich erneut angesteckt. Was alles in der Regel eine wiederholte Behandlung mit Antimykotika notwendig macht. Darüber hinaus sollten Sie bei häufig wiederkehrenden Pilzerkrankungen Ihrem Arzt einen Besuch abstatten. Er wird Ihnen dann unter Umständen ein Antipilzmittel in Tablettenform verschreiben. Nun stellen Sie sich sicher die Frage, warum Sie ebenso wie viele andere Frauen mit wiederkehrenden Scheidenpilzen zu kämpfen haben. Auch die Wissenschaft beschäftigt sich damit – und rätselt. Denn was genau zu den wiederholten Attacken der Sporenträgern führt, ist noch nicht vollends geklärt.

Körpereigener Infektionsschutz

Bei allen Spekulationen um die möglichen Ursachen hartnäckiger Pilzinfektionen kristallisiert sich eines immer mehr heraus: In der Schleimhaut der Scheide gibt es einen natürlichen Schutzschild gegen Pilzbefall: Die Schleimhaut besitzt einen natürlichen Abwehrmechanismus gegen den Hefepilz Candida albicans. Funktioniert er nicht mehr ausreichend, können sich die Pilze ungestört vermehren und eine Infektion verursachen. Eine plausible mögliche Erklärung dafür, warum es einige Frauen immer wieder trifft. Ob das interne Abwehrsystem der Scheidenschleimhaut gestört ist, lässt sich an ihrem pH-Wert feststellen. In einer gesunden Scheide herrscht ein saures Milieu mit einem pH-Wert zwischen 4 und 5 – damit können Infektionen verhindert werden. Liegt der pH-Wert darüber, scheint der Schutzschild brüchig geworden zu sein.

Dann hilft es oft, künstlich ein saures Scheidenklima zu schaffen. Unter anderem durch eine Impfung: Der Impfstoff namens Gynatren stärkt die Immunabwehr im Scheidenmilieu. Er regt die Bildung von Antikörpern an und fördert die Produktion der Milchsäurebakterien, die für die saure Scheidenflora sorgen. Mit der Impfung kann frau sich bis zu zwei Jahren gegen Scheidenpilz schützen. Danach ist eine Auffrischung nötig. Die Kosten müssen Frauen allerdings selbst tragen. Diese belaufen sich für die Grundimmunisierung auf etwa 50 Euro, eine Auffrischung kostet rund 20 Euro.

Pilzsporen auf Wanderschaft

Studien haben gezeigt, dass bei Frauen mit wiederkehrendem Scheidenpilz auch vermehrt Keime an anderen Körperstellen siedeln. So identifizierten schwedische Mediziner bei 41 % der untersuchten Patientinnen auch Pilze am Po und bei 28 % im Darm. Litten die Frauen gerade akut an einer Pilzinfektion, stiegen diese Zahlen noch deutlich an: Bei 74 % der Untersuchten stellten die Wissenschaftler auch Hefepilze am Po fest, bei 52 % im Darm.

Alles mögliche Quellen für eine permanente Neuansteckung: Bekanntermaßen können Pilze aus dem Darm durch so genannte Schmierinfektionen in die Scheide gelangen. Was zwar keine Darmbehandlung erforderlich macht, aber eine richtige Intimhygiene.

Konkret heißt das: Nach dem Stuhlgang immer von vorne nach hinten wischen. Im Genitalbereich keine Seife verwenden und keine Sitzbäder nehmen. Und: Auf peinliche Hygiene beim Analsex achten. Soll heißen, niemals vom Darm zurück in die Scheide.

»Aushungern und Rausfegen«?

Anti-Pilz-Diäten galten lange als eine probate Möglichkeit, der Sporenträger Herr zu werden – einfach, indem man ihnen den Nährboden entzieht. Dazu wurde jahrzehntelang allem voran der Verzicht auf Zucker und Weißmehlprodukte propagiert. Pilze leben von Zucker, also werden sie durch zuckerarme Kost ausgehungert – so das Motto. Dies hat sich aber als wenig wirksam erwiesen; die Anti-Pilz-Diät ist vom Tisch. Ihre Wirkungen waren auch nie durch eine Studie bewiesen. Wohl aber ihr Gegenteil: Eine Untersuchung am Institut für Hygiene und Mikrobiologie der Universität Würzburg ergab, dass der Verzehr von Zucker und Weißmehlprodukten die Gefahr von Pilzerkrankungen nicht erhöht. Die behauptete Wirkung von Anti-Pilz-Diäten wird dadurch zusätzlich in Frage gestellt.

Vorbeugen – das A und O

Die mit wirksamste Strategie gegen Scheidenpilz ist die umfassende Vorsorge. Gerade wenn man zu häufigen Pilzinfektionen neigt, sollte man alles vermeiden, was den Pilzen das Leben erleichtert. In allen Lebenslagen, auch während der schönsten Stunden …

Gefahr im Bad

Hygiene kann zum Risiko werden: Bei rund 40 Prozent der Patientinnen, die wegen eines Scheidenpilzes in die Praxis kommen, steckt übermäßige Intimhygiene hinter den Beschwerden. So weit eine Schätzung, aber dennoch: Fakt ist, dass es gerade die sauberen, gepflegten Frauen sind, die Probleme mit Pilzinfektionen bekommen. Nach jedem Toilettengang wird eifrig gewaschen, das Bidet benutzt, oder es werden Feuchttücher eingesetzt. Das kann zu Hautschädigungen führen, auch im sensiblen und meist zarten Genitalbereich.

Interessanterweise sind gerade die Frauen von Scheidenpilzen betroffen, die besonders auf Sauberkeit und Intimpflege achten.

Das wirksamste Mittel zum Verhüten von Scheidenpilz ist die richtige Intimhygiene. Was bedeutet, auf alles zu verzichten, was die Schleimhäute der Scheide angreifen kann. Dass sich viele Frauen von der Werbung zu übertriebener Intimpflege verleiten lassen, sehen Mediziner nicht umsonst mit Sorge. Denn häufiges Waschen mit Seife oder aggressiven Duschgels und Intimsprays schädigen die Scheidenflora. Ebenso wie luftdichte Slipeinlagen und das ständige Verwenden eines Tampons. Was manchen Frauen das Gefühl von mehr Sicherheit vermittelt, ihnen aber sehr schaden kann. Denn wie bei Slipeinlagen kommt es so zum »Löschblatt-Effekt« – die Scheide wird trocken. Das genaue Gegenteil dessen, was sie braucht, um gesund zu bleiben: eine feuchte Schleimhaut. Sonst drohen Risse, die Infektionen erleichtern. Um Scheidenpilz vorzubeugen, waschen Sie Ihren Intimbereich nur mit lauwarmem Wasser. Das genügt vollauf zur täglichen Reinigung. Wem das partout nicht behagt, nimmt eine milde Seife mit einem sauren pH-Wert. Spezielle Intimwaschlotionen oder Intimsprays sind tabu. Zum einen, weil völlig überflüssig, und zum anderen, weil schädlich für das Scheidenmilieu. Verwenden Sie zum Waschen tunlichst keinen Waschlappen. Er ist die beste Brutstätte für Bakterien. Unnötig und ungesund sind auch Scheidenspülungen. Die Vagina reinigt sich nämlich von selbst. Eine Spülung zerstört das natürliche Scheidenklima und ebnet Eindringlingen den Weg. Vorsicht auch vor Feuchttüchern: Sie enthalten meist Parfüm und Konservierungsstoffe und sind deshalb im Schambereich tabu. Zur richtigen Pflege gehört auch, den Intimbereich nach dem Waschen sorgfältig abzutrocknen. Selbstverständlich mit Ihrem eigenen Handtuch.

INFO

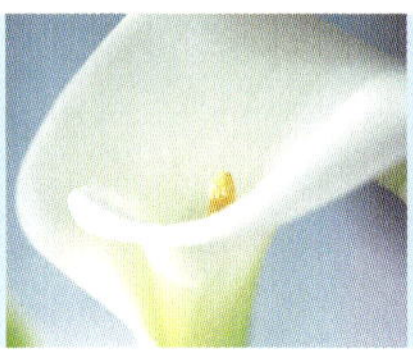

Wenn Sie Slipeinlagen tragen, achten Sie darauf, dass sie keine Duftstoffe enthalten und Luft durchlassen. Solche mit Folie speichern Wärme und Feuchtigkeit in der Scheide und bieten Pilzen damit ein ideales Klima zur Vermehrung.

Fett schützt

Das Fetten der Haut im Bereich von Darmausgang und Scheide gilt vielen Medizinern als das Allerbeste, was man sich dort antun kann: Fettcreme in der Intimzone kann wirksam vor Infektionen schützen. Verwenden Sie die Creme nach jedem Waschen. Entscheidend ist, dass nur ein hauchdünner Fettfilm aufgetragen wird, der die Haut glättet. Fetten Sie auch den Darmausgang vor dem Stuhlgang ein. Das schafft eine Trennschicht zwischen der Haut und dem bakterienhaltigen Stuhlgang. So gelangen weniger Bakterien und Pilze in die Scheide und die Blase. Zudem bleibt die Haut elastischer, und die Reinigung wird erleichtert.

Wo sich die Fettbehandlung auch sehr bewährt, ist bei Besuchen öffentlicher Bäder. Von denen wird pilzanfälligen Frauen zwar – zu Recht – abgeraten. Denn in Schwimmbecken, Dampfbädern und Whirlpools tummeln sich besonders viel Bakterien und eben

auch Pilzsporen. Davor, dass diese in die Scheide wandern, kann eine Fettcreme schützen. Allerdings sollten Sie nicht zu lange im Wasser bleiben, sonst büßt die Fettschicht ihre Barrierewirkung ein. Nach dem Baden duschen Sie die Fettcreme ab und ziehen vor allem auch schnell die nassen Badesachen aus.
Zum einen begünstigt das Anbehalten der feuchten Kleidung das Entstehen der Infektion; zum anderen laufen Sie Gefahr, sich eine Entzündung der Harnwege zu holen. Blase und Harnleiter reagieren empfindlich auf Kälte, die auf der Haut durch die Verdunstung der Feuchtigkeit aus der Badekleidung entsteht. Ziehen Sie daher auch an warmen Sommertagen rasch trockene Sachen an.

Vorbeugung mit Bakterien

Wenn Sie zu häufig wiederkehrenden Scheidenpilzinfektionen neigen, können Sie auch spezielle Arzneimittel zur Vorbeugung anwenden. Mit Präparaten, die gefriergetrocknete Milchsäurebakterien – Laktobazillus grasseri oder Laktobazillus acidophilus – enthalten. Durch die vermehrte Besiedlung der Scheidenschleimhaut mit den Laktobazillen werden krankheitserregende Pilze verdrängt. Zudem machen die Milchsäurebakterien das Scheidenmilieu saurer: Sie senken den pH-Wert der Schleimhaut und verbessern somit die Bedingungen für den Erhalt einer gesunden Scheidenflora.

Erhöhtes Risiko durch Joghurt-Tampons

Manche Frauen helfen sich bei Scheideninfektionen mit naturbelassenem Joghurt. Was dieser lindern oder vermeiden soll, bewirkt allerdings das Gegenteil. Denn es kann passieren, dass die ohnehin erkrankte Scheidenschleimhaut zusätzlich mit Stäbchenbakterien aus dem Joghurt infiziert wird. Von dieser »Behandlung« sollten Sie mithin absehen, zumal durch die Milchsäure im Joghurt auch anaerobe Bakterien gehemmt werden. Diese wiederum setzen Stoffe frei, die dem Pilzwachstum entgegenwirken. Was Sie doch sicher nicht unterdrücken wollen.

Ist Sauna tabu?

Viele pilzgeplagte Frauen versagen sich das Schwitzvergnügen. Zumeist aus Angst, sich oder andere zu infizieren. Doch wenn Sie verantwortungsvoll saunieren, müssen Sie keine Bedenken haben. Zudem stärken regelmäßige Saunabesuche die körperliche Abwehr nachweislich. Frauen, die aufgrund eines schwachen Abwehrsystems immer wieder an Pilzinfektionen erkranken, sollten Saunabaden daher ruhig in ihr Stärkungsprogramm aufnehmen.

INFO

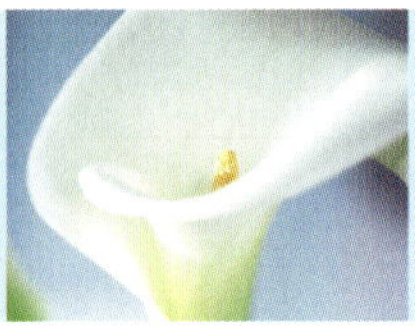

Dass Saunen gesund hält, ist mittlerweile durch Studien belegt: Wer regelmäßig schwitzt, wappnet sich wirksam gegen Viren und Bakterien. Ein bis zwei Saunabesuche in der Woche stählen die Abwehrkräfte.

Am wichtigsten ist es, sich immer auf ein Handtuch zu setzen oder zu legen. Nehmen Sie immer mehrere Handtücher mit zur Sauna. So können Sie nach jedem Gang ein Handtuch zum Abtrocknen benutzen und ein trockenes unterlegen. Denn sorgfältiges Abtrocknen hält Scheidenpilze im Zaum: Je trockener die Umgebung, desto geringer die Ansteckungsgefahr. Nächste Regel: Steigen Sie nicht ins Tauchbecken. Dort können sich trotz kalten Wassers Pilze tummeln und vermehren. Spritzen Sie sich zum Abkühlen stattdessen mit einem Schlauch ab.

Ganz anders sieht es mit Dampfbädern aus. Frauen mit wiederkehrenden Scheidenpilzinfektionen, so warnen Experten, sollten sie unbedingt meiden. Im Gegensatz zur heißen und trockenen Sauna herrscht im Dampfbad eine hohe Luftfeuchtigkeit. Und das erleichtert Pilzsporen die Vermehrung. Was auch für so genannte Biosaunen gilt. Sie sind im Grunde keine Saunen, sondern »feuchte Warmluftbäder«. Mit 50 Grad Temperatur und 50 Prozent Luftfeuchtigkeit bieten sie ebenfalls ideale Lebensbedingungen für Pilze.

Saunaregeln

- Planen Sie genügend Zeit für Ihren Saunabesuch ein – mindestens zwei Stunden.
- Gehen Sie nicht hungrig (sonst besteht Kollapsgefahr), aber auch nicht mit vollem Magen in die Sauna.
- Duschen Sie vorher und trocknen Sie sich gut ab, denn eine trockene Haut schwitzt schneller.
- Aus medizinischer Sicht ist es besser, in der Sauna zu sitzen als zu liegen – die Kollapsgefahr beim Aufstehen ist dann geringer.
- In öffentlichen Saunen nicht nackt auf die blanken Holzdielen setzen, da sonst die Gefahr von Scheidenentzündungen durch Bakterien besteht. Deshalb immer ein Handtuch unterlegen.
- Schwitzen Sie nicht zu lange – 10 bis 15 Minuten gelten als gute Richtzeit.
- Beginnen Sie die Abkühlphase zum Auskühlen der Atemwege an der Frischluft. Erst danach kühlen Sie sich mit Kaltwasser durch Güsse (bitte herzfern beginnen) oder durch die Schwallbrause ab. Nachdem der Schweiß abgespült ist, können Sie sich kurz ins Tauchbecken wagen.
- Wer unter Bluthochdruck oder Herzbeschwerden leidet, sollte das Tauchbecken meiden, da hier der Blutdruck kurzfristig stark ansteigen kann.
- Machen Sie im Anschluss an die Kaltwasseranwendungen ein knöchelhohes, warmes Fußbad.
- Wenn Sie völlig abgekühlt sind (aber nicht bis zum Frösteln), können Sie einen zweiten Gang einlegen; mehr als drei sollten es jedoch nicht sein.
- Nach dem Saunen sollten Sie ausreichend Flüssigkeit zu sich nehmen, um Ihren Mineralstoffhaushalt wieder auszugleichen – idealerweise durch Mineralwässer oder ungesüßte Säfte.
- Alkohol oder Kaffee sollten Sie die ersten beiden Stunden nach dem Saunabaden strikt meiden. Auch schwere und fette Speisen sind nach der Sauna nicht empfehlenswert, denn der Körper ist noch sehr angestrengt. Wenn Sie Hunger haben, greifen Sie zu Suppen oder Obst.

Zum Arzt

Grundsätzlich sollten Sie beim erstmaligen Auftreten der Beschwerden zum Arzt gehen, damit dieser die Ursache abklären kann. Zur Selbstbehandlung können Sie dann Antimykotika anwenden, allerdings nicht länger als drei Tage.

Sind die Beschwerden innerhalb dieser Zeit nicht abgeklungen, sollten Sie die Behandlung in ärztliche Hände übergeben. Auch dann, wenn es nicht das erste Mal ist, dass Sie die Symptome einer Pilzinfektion spüren. Denn hinter Juckreiz, Brennen und Schmerzen im Intimbereich sowie Ausfluss müssen nicht immer

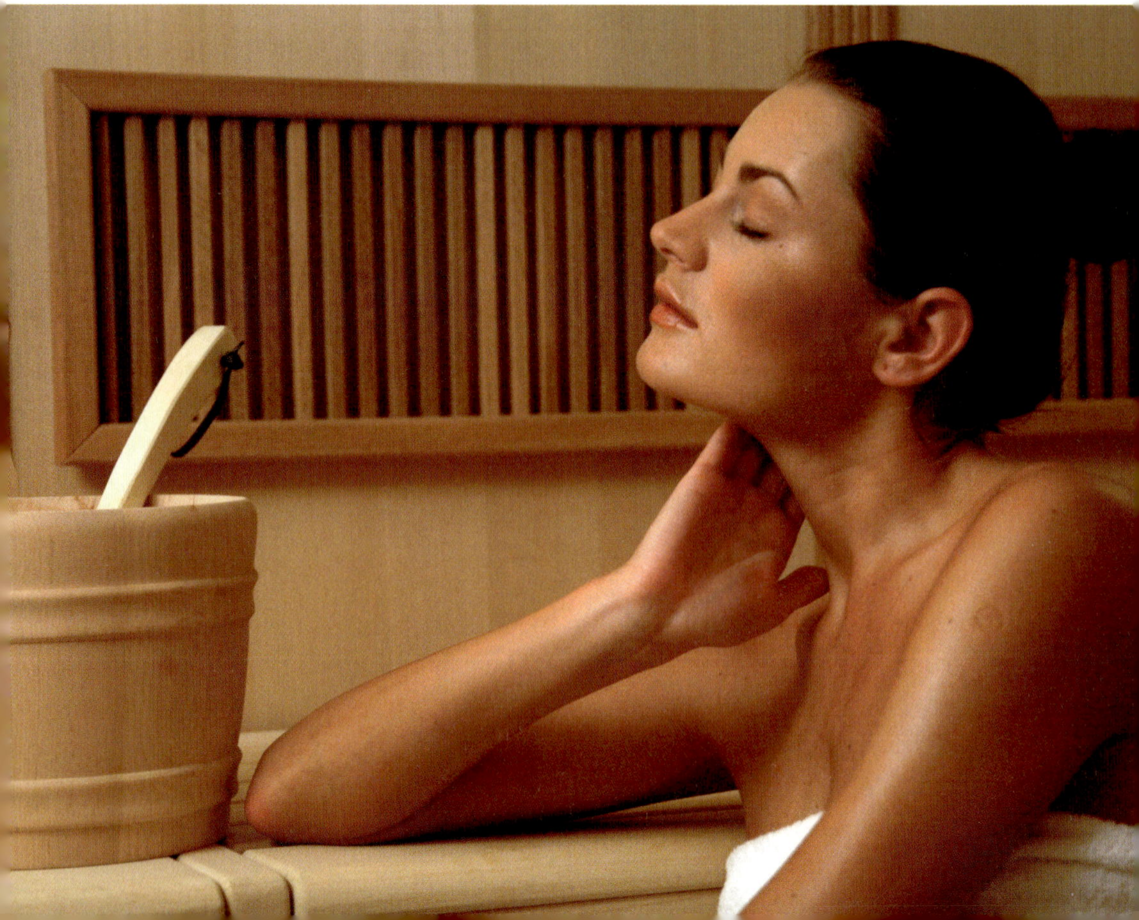

Sauna – eine Wohltat für Körper und Seele.

Pilze stecken. Bei bakteriellen Infektionen können pilztötende Mittel nicht helfen.
Angeraten ist der Arztbesuch auch, wenn die Probleme immer wiederkehren oder die Infektion in der Schwangerschaft auftritt. Auch wenn Sie zusätzlich Fieber und Schmerzen im Unterbauch haben, sollten Sie ärztliche Hilfe suchen.

Was Ihr Arzt tun kann

Der Arzt geht der Ursache der Beschwerden auf den Grund: Untersucht, ob es sich tatsächlich um eine Pilzinfektion oder um eine bakterielle Scheideninfektion handelt, die anders behandelt werden müsste. Die genaue Diagnose dient auch der Abgrenzung von anderen Pilzinfektionen. Wenn nötig, verordnet Ihnen der Arzt auch ein stärkeres Antipilzmittel – beispielsweise in Form von Tabletten, die innerlich angewendet werden. Zusätzlich werden häufig Präparate mit Milchsäure oder Milchsäure produzierenden Bakterien verabreicht, die das natürliche Scheidenmilieu wiederherstellen.

Wie stellt der Arzt die Diagnose?

Zur Festlegung der Diagnose »Pilzinfektion oder nicht?« wird nach einem Gespräch und einer körperlichen Untersuchung ein Abstrich zur mikroskopischen Beurteilung durchgeführt. Manchmal ist es auch erforderlich, eine Pilzkultur anzulegen. Das ist dann der Fall, wenn es nicht gelingt, Pilzteile im Mikroskop nachzuweisen. Auch um Pilzinfektionen von bakteriellen Infektionen abzugrenzen, wird eine Pilzkultur angesetzt.
Darüber hinaus klärt der Arzt auch ab, ob Faktoren vorliegen, die eine Pilzinfektion begünstigen – beispielsweise Grunderkrankungen wie Diabetes mellitus oder bestimmte Sexualpraktiken.

Wichtige Webadressen

Hilfreiche Internet-Links

www.aponet.de
(Gesundheitsportal der deutschen ApothekerInnen)

www.hautstadt.de
(Internetportal zum Thema Haut)

www.hautinfo.de
(Beratung per Internet)

www.herpes-foundation.org
(American Herpes Foundation)

www.herpes-info.de
(GlaxoSmithKline Consumer Healthcare)

www.scheidenpilz.com
(Lifeline – Gesundheit im Internet)

Diskussionsforen

www.medizin-forum.de
(Deutsches Medizin Forum)

www.med1.de (@med1 – Forum für Medizin und Gesundheit)

Literatur

Bruker, Max O./Gutjahr, Ilse: Candida albicans, Pilze, Mykosen, Bakterien. Emu Verlag, 2001

Degitz, Klaus/Bracher, Franz: Mykosen der Haut und Schleimhäute. Wissenschaftliche Verlagsgesellschaft, 2002

Frohn, Birgit/Dippert, Hans-Jürgen: Knaurs Buch der Selbstmedikation. Knaur Verlag, 2005

Mindel, Adrian: Herpes Simplex Virus. Springer Verlag, 1989

Mohr, Paul: Mykosen. Oesch Verlag, 2004

Register

... zuverlässig & wirksam!

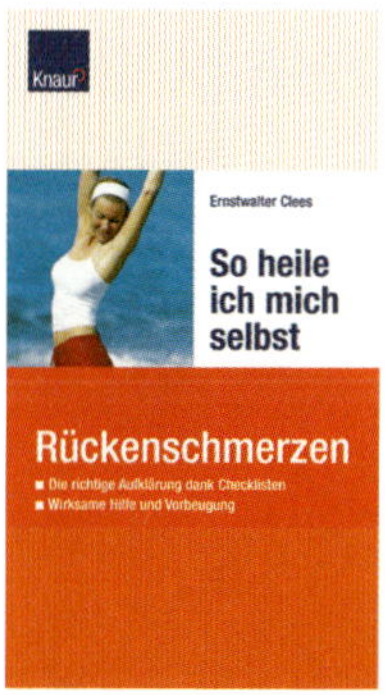

144 Seiten
ISBN 3-426-64145-3

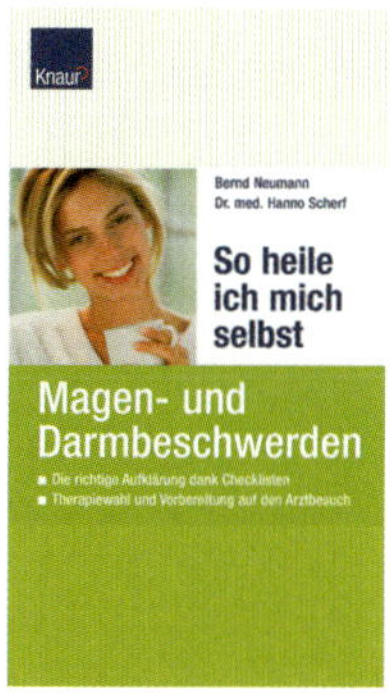

144 Seiten
ISBN 3-426-64146-1

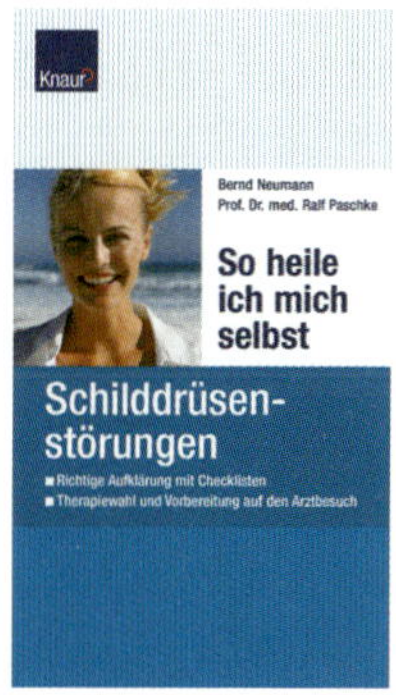

144 Seiten
ISBN 3-426-64147-X

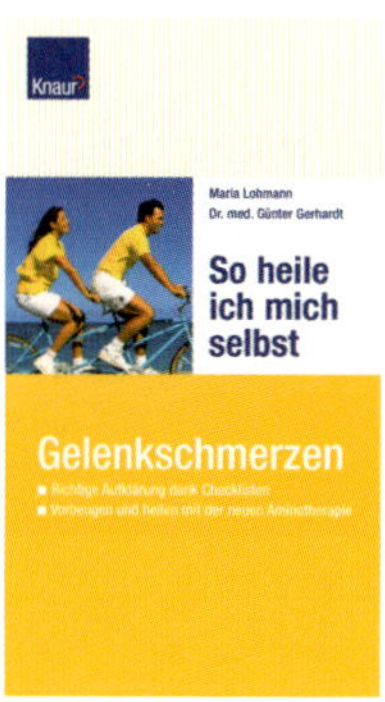

144 Seiten
ISBN 3-426-64148-8

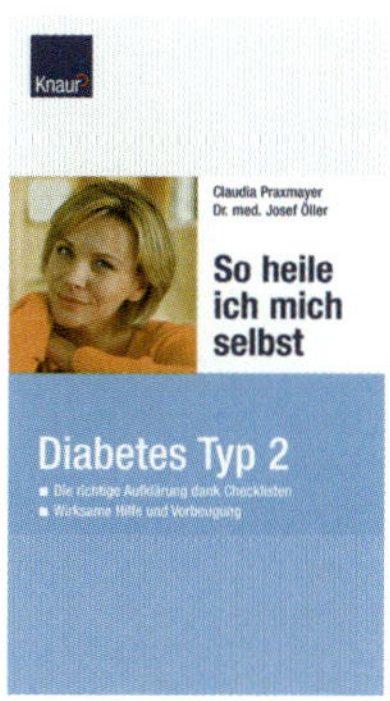

144 Seiten
ISBN 3-426-64205-0

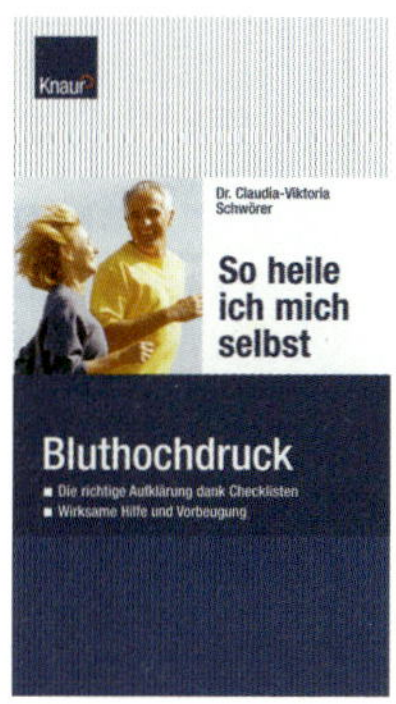

144 Seiten
ISBN 3-426-64206-9

Impressum

Wichtiger Hinweis

Die im Buch veröffentlichten Ratschläge wurden mit größter Sorgfalt von Verfasserin und Verlag erarbeitet und geprüft. Eine Garantie kann jedoch nicht übernommen werden. Ebenso ist die Haftung der Verfasserin bzw. des Verlages und seiner Beauftragten für Personen-, Sach- und Vermögensschäden ausgeschlossen.

Umschlagfoto: Photo Alto
Fotos: Com. Box/Peter Widmann S. 122; DigitalVision S. 34; IFA-Bilderteam/KCM S. 89/IPS S. 113; ImageSource S. 2, S. 3, S. 6, S. 24, S. 30, S. 36, S. 42, S. 50, S. 57, S. 63, S. 74, S. 76, S. 80, S. 81, S. 85, S. 93, S. 95, S. 99, S. 103, S. 110, S. 111, S. 112, S. 118, S. 120; Jahreszeiten Verlag/Werner Gritzbach S. 96; Jump/Annette Falck S. 64/Martina Sandkühler S. 101; mauritus images/age footstock S. 11/age S. 28/Botanica S. 54; zefa/Emely S. 21, S. 61/masterfile/Matt Brasier S. 40/R. Morsch S. 48/I. Boddenberg S. 104/R. Schultheiss S. 107.

Bibliografische Information Der Deutschen Bibliothek
Die Deutsche Bibliothek verzeichnet diese Publikation in der Deutschen Nationalbibliografie; detaillierte bibliografische Daten sind im Internet über http://dnb.ddb.de abrufbar.

Projektleitung: Bettina Huber
Redaktion: Dr. Rainer Schöttle
Herstellung: Veronika Preisler
Bildredaktion: Sylvie Busche (Ltg.), Margit Schulzke
Umschlagkonzeption: ZERO Werbeagentur, München
Satz: Wilhelm Vornehm, München
Reproduktion: Repro Ludwig, Zell am See
Druck und Bindung: Offizin Andersen Nexö, Leipzig

Printed in Germany

ISBN-13: 978-3-426-64268-9
ISBN-10: 3-426-64268-9

5 4 3 2 1

Inhalt

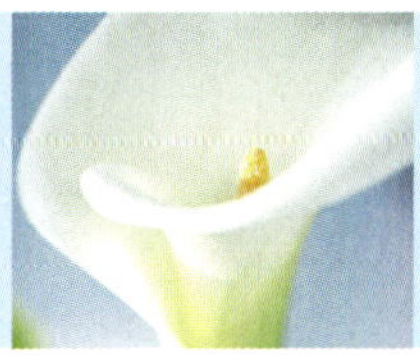

Knaur

Schnell wissen, was Ihnen wirklich hilft ...

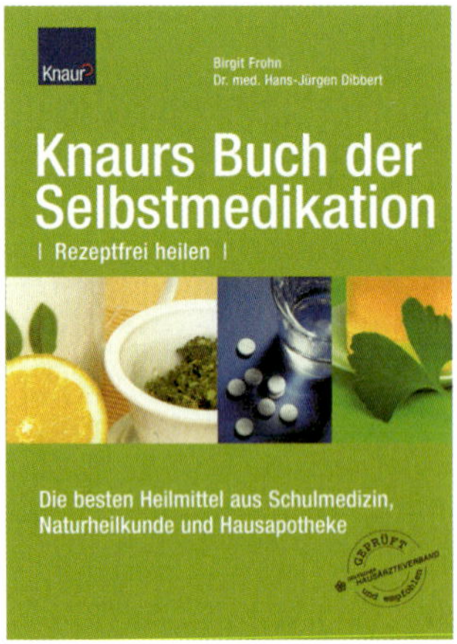

Was tun gegen Erkältung: Aspirin, Dampfbad oder Echinacin?
Hier erfahren Sie, was Ihnen wirklich hilft - der objektive Überblick über Schulmedizin, Hausmittel und Naturheilkunde. Empfohlen vom Deutschen Hausärzteverband!

352 Seiten
ISBN 3-426-64198-4

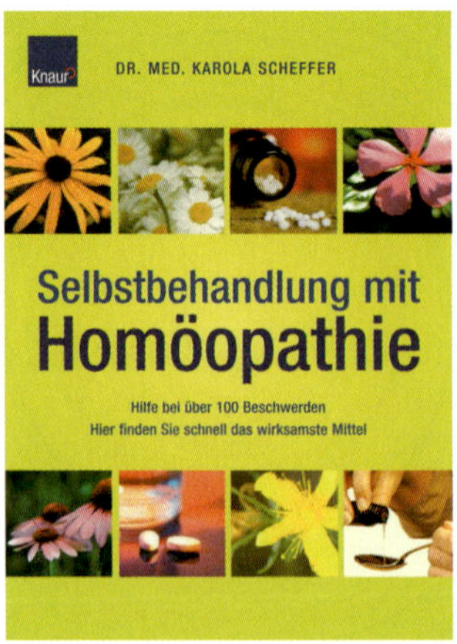

Das richtige Mittel zu finden erfordert jahrelange Erfahrung.
Einfacher und genauso wirksam geht es mit fertigen Komplex-Mitteln, der Wunderwaffe der Homöopathie.
Hier erfahren Sie für über 100 Beschwerden, wie Sie sich selbst homöopathisch helfen können.

336 Seiten
ISBN 3-426-64216-6

